CONCEPTOS BÁSICOS DE LOS PROCEDIMIENTOS BASADOS EN ALAMBRES GUÍA Y CATÉTERES

Para

Principiantes y Personal

Peri-Procedimiental

PRIMERA EDICIÓN

ISIBOR ARHUIDESE, MD MPH

ISBN: 978-1-7363767-2-0

Número de control de la Biblioteca del Congreso: 2021911307

Library of Congress Control Number: 2021911307

El autor y los editores agradecen las opiniones, preguntas o comentarios sobre el contenido y aplicación. Para comentarios, preguntas, ventas, compras al por mayor, solicitudes de reimpresión o permisos para utilizar el material de este libro, póngase en contacto con: the.endo.book@gmail.com.

Avisos

La información y las mejores prácticas en este campo se actualizan constantemente. A medida que la experiencia y la investigación amplían nuestro conocimiento, puede ser necesario implementar cambios en la práctica y el tratamiento. Los profesionales deben confiar en su propia experiencia y conocimiento. Ten en cuenta tu seguridad y la de los demás, incluidos aquellos sobre los que tienes una responsabilidad profesional, al implementar cualquiera de los métodos descritos en este libro.

Con respecto a los dispositivos y productos descritos más adelante, los lectores deben verificar la información más actualizada proporcionada por el fabricante de cada producto. Se aconseja verificar las indicaciones, métodos de uso y contraindicaciones recomendadas antes de utilizar cualquier producto o tratamiento.

Es responsabilidad de los médicos, basándose en su propia experiencia y conocimiento de sus pacientes, hacer diagnósticos, determinar el mejor tratamiento para cada paciente y tomar todas las precauciones apropiadas con respecto a la seguridad.

En la máxima medida permitida por la ley, los editores, autores, colaboradores y editores no asumen ninguna responsabilidad por lesiones y/o daños a personas o propiedad como una cuestión de responsabilidad del producto, negligencia o de otro tipo, o de cualquier uso u operación de los métodos, productos, instrucciones o ideas contenidos en la información adjunta.

Dedicado a mis padres James y Verónica Arhuidese por priorizar la disciplina y el esfuerzo, y por amarnos, enseñarnos y corregirnos de una manera que nadie más puede.

Y

Para los que entienden que la transferencia de conocimientos o habilidades puede estar exenta de humillación. A los gigantes sobre cuyos hombros estamos y a los que nos inspiran a ser gigantes.

IJA

Mayo de 2021

Un agradecimiento especial al Dr. Murray L. Shames por proporcionar una revisión a nivel de experto del contenido de este libro. Así como a mis profesores y al personal peri-procedimental que comparten conmigo la ciencia y el arte de los procedimientos exitosos.

Gracias a Gabriela Castro por su ayuda con la traducción

Prólogo

Se ha producido un cambio dramático en la evolución de las terapias mínimamente invasivas en las últimas cuatro décadas. La eficiencia y precisión requeridas para ejecutar estos procedimientos de manera segura, junto con el flujo de personal y experiencia, plantea la necesidad de textos de referencia para los participantes en todos los niveles.

Los conceptos básicos de procedimientos basados en alambres y catéteres para principiantes y personal de peri-procedimiento cubren un vacío esencial en el material de enseñanza y referencia para técnicos, enfermeras y otro personal de peri-procedimiento que contribuyen al éxito de estos procedimientos. El contenido también sirve como un manual valioso para los aprendices que pueden buscar conocimientos o habilidades detalladas.

Con la ayuda de diagramas y de una manera fácil de entender, el Dr. Arhuidese describe conceptos que mejoran la seguridad y el éxito de estos procedimientos mínimamente invasivos en beneficio de los pacientes. Este libro es una lectura obligada para todos los miembros del personal y aprendices.

Murray L Shames, MD DFSVS
Profesor de Cirugía Vascular y Radiología
Jefe, División de Cirugía Vascular
Universidad del Sur de Florida, Facultad de Medicina Morsani
Presidente de la Asociación de Directores de Programas de Cirugía Vascular

Tabla de Contenido

Capítulo 1

INTRODUCCIÓN

La cantidad y complejidad de los procedimientos con catéter para el diagnóstico y tratamiento de enfermedades cardiovasculares han aumentado a lo largo del tiempo. El envejecimiento de la población y los avances tecnológicos sugieren que esta tendencia persistirá, Por lo tanto, el número de personal encargado de realizar estos procedimientos seguirá aumentando. Inevitablemente, los principiantes deben aprender el oficio para mejorar y así poder satisfacer la demanda. El personal de peri-procedimiento también debe estar familiarizado con el procedimiento y los dispositivos.

El sistema cardiovascular está presurizado y lleno de líquido. Los órganos blanco dependen de su continuidad. Como tal, los procedimientos con alambre guía y catéteres deben ser precisos y eficientes para minimizar los eventos adversos, que podrían ser implacables. Estos procedimientos involucran múltiples partes móviles que requieren un trabajo en equipo coordinado. Para el principiante, entender los componentes, qué hacer y qué no hacer, puede ser un reto. Por supuesto, la curva de aprendizaje es empinada y está cargada de ansiedad. Los procedimientos que involucran el recorrido del sistema cardiovascular con alambre guía y catéteres se realizan frecuentemente en el campo endovascular, de cardiología o radiología intervencionista. Existe una escasez de textos de referencia, así como variabilidad en la experiencia de aprendizaje temprano para principiantes y el personal que podría tener la tarea de ayudar con la extracción del dispositivo, preparación, intercambio u otras partes del procedimiento. Sin embargo, sus acciones o inacciones pesan enormemente sobre la seguridad, eficiencia y éxito del procedimiento.

Este libro brinda una introducción breve a los procedimientos con alambre guía y catéteres del sistema cardiovascular. Describe los conceptos generales, así como algunos de los equipos y herramientas de uso frecuente. Una buena comprensión del contenido prepara al lector para el aprendizaje práctico y facilita el rápido ascenso de la curva de aprendizaje. La experiencia ha demostrado que el personal que entiende por qué se hacen las cosas está mejor posicionado para anticipar y prepararse para los posibles próximos pasos, adaptarse cuando el ritmo o los objetivos cambien y, en última instancia, desempeñar su papel en la ejecución de un procedimiento seguro y exitoso.

Capítulo 2

UBICACIÓN, PERSONAL Y EQUIPO

Los procedimientos con alambre guía y catéteres que implican el acceso y recorrido del sistema vascular son realizados en los siguientes entornos:

- La sala endovascular, de cardiología intervencionista o radiología intervencionista
- El quirófano
- El quirófano híbrido

Tienen cierto grado de coincidencia ya que estos lugares mantienen los recursos necesarios para un recorrido seguro y eficiente del sistema cardiovascular; sin embargo, cada uno tiene características únicas.

Sala Endovascular, de Radiología Intervencionista o Cardiología

Esta sala permite el acceso con aguja (percutáneo) al sistema vascular sin la necesidad de una incisión formal o "corte". Estas salas también permiten procedimientos de radiología intervencionista que pueden o no implicar un acceso planificado al sistema vascular. Al referirse a la sala de cardiología intervencionista - o más comúnmente "laboratorio de cateterismo" -

la sala se encuentra diseñada para realizar cateterismo y otros procedimientos cardíacos mínimamente invasivos. La sala endovascular, de radiología intervencionista o cardiología puede estar ubicada en un laboratorio dentro de un consultorio, centro de cirugía ambulatoria o entorno hospitalario. La mayoría de los procedimientos realizados en estos lugares se ejecutan sin necesidad de anestesia general. Sin embargo, se podrá administrar de ser necesaria.

Quirófano

El quirófano es el lugar donde generalmente se llevan a cabo procedimientos que implican una incisión y puede mantener formas profundas de anestesia. Los equipos móviles como el equipo de fluoroscopia portátil (arco en C) y la mesa compatible de fluoroscopia permiten la ejecución de procedimientos endovasculares en la sala de operaciones. Los procedimientos realizados en esta sala pueden ser exclusivamente con alambre guía y catéteres o pueden ser complementos de la cirugía abierta.

Quirófanos Híbridos y Mínimamente Invasivos

La complejidad de los procedimientos cardíacos endovasculares y mínimamente invasivos ha aumentado con el paso del tiempo. El quirófano híbrido se desarrolló para satisfacer las necesidades ergonómicas de estos procedimientos. Diversas enfermedades que antes solo se trataban con cirugía abierta ahora tienen alternativas de tratamiento con alambre guía y catéteres. En algunos casos, el riesgo de conversión a cirugía abierta es alto, de ahí viene la necesidad de realizar la alternativa mínimamente invasiva en un entorno que pueda soportar una cirugía abierta si fuera necesario. El quirófano híbrido lleva ese nombre ya que tiene las capacidades completas de una sala de operaciones y una de procedimientos endovasculares. Las modificaciones ergonómicas y de seguridad implementadas en las salas híbridas incluyen su gran tamaño, unidades de fluoroscopia instaladas, monitores optimizados en tamaño y calidad de imagen, mesas de fluoroscopia con controles accesibles para el operador, sala de control/visualización contigua con conexiones audiovisuales y una gran cantidad de protecciones fijas y móviles contra la radiación.

Personal

El personal involucrado en estos procedimientos depende del tipo y complejidad que se necesite para el procedimiento. Estos incluyen una combinación y un número de:

- Operadores-cirujanos, cardiólogos, radiólogos
- Técnicos en Radiología
- Técnicos quirúrgicos
- Enfermeras

- Anestesiólogos
- Practicantes

Equipo

A continuación, enumeramos algunos de los equipos, dispositivos y suministros comunes. Esta lista no es exhaustiva de ninguna manera.

- Equipo de imágenes: Equipo y monitores de fluoroscopia, ecografía convencional, ecografía intravascular, tecnología y visualización de fusión con tomografía computarizada, tomografía de coherencia óptica, espectroscopia de infrarrojo cercano
- Superficies de apoyo: Mesa de procedimientos, mesa de instrumental quirúrgico y extensiones
- Equipos, monitores y medicamentos para anestesia y supervisión de pacientes
- Escudos protectores contra la radiación
- Herramientas de acceso/navegación: Agujas, alambre guía, catéteres, vainas
- Dispositivos de intervención: Balones, stents, injertos de stents (endoinjertos) y una lista infinita de herramientas y dispositivos especializados
- Dispositivos de cierre de acceso

- Suministros: Batas estériles, guantes, gasas, hojas de bisturí, suturas, pinzas, porta-agujas, etc.
- Soluciones y medicamentos: Solución salina, contraste, heparina u otras alternativas anticoagulantes.

Capítulo 3

RADIACIÓN Y SEGURIDAD RADIOLÓGICA

La radiación es utilizada en la medicina para propósitos diagnósticos y terapéuticos. Se puede usar para observar las profundidades anatómicas no visibles desde la superficie. La radiación ionizante en forma de rayos X es invisible. Los efectos son potentes y se pueden visualizar en diversas modalidades de resultados, como láminas simples de rayos X, tomografías computarizadas o monitores de fluoroscopia. A pesar de la amplia gama de aplicaciones diagnósticas y terapéuticas de la radiación, también tiene efectos adversos no deseados. Estos incluyen:

- Erupción cutánea
- Pérdida de cabello
- Quemaduras
- Úlceras
- Cataratas
- Cáncer
- Infertilidad
- Anomalías fetales

La exposición repetida a la radiación coloca a los pacientes y al personal en alto riesgo de eventos adversos, de ahí la necesidad de equilibrar el uso diagnóstico/terapéutico con el riesgo asociado.

Aunque los efectos de la radiación se pueden visualizar en los monitores, el espectro de radiación utilizado no es directamente visible. Además, los efectos adversos de la radiación previamente mencionados en seres humanos suelen ser distantes de la fuente en tiempo y espacio. Estos efectos sutiles pero nocivos de la radiación de grados médicos deben ser reconocidos, y se deben tomar medidas cautelosas para prevenirlos. La comprensión de cómo funcionan los rayos X en la sala de procedimientos es un aspecto fundamental para la reducción de riesgos.

Emisión de Radiación y Adquisición de Imágenes

En la fluoroscopia, la radiación en forma de rayos X se aplica de forma estática, pulsátil o continua para visualizar la anatomía en tiempo real. La fuente de radiación y el sistema de detección (equipo de fluoroscopia) están diseñados para permitir su movimiento alrededor del paciente con el fin de obtener imágenes de segmentos corporales seleccionados desde una variedad de ángulos. Los equipos de fluoroscopia son frecuentemente unidades portátiles (brazo en C) o unidades instaladas en el techo/piso.

Los rayos X se emiten desde una fuente radiactiva de grado médico dentro del equipo de fluoroscopia. Pasan a través de una mesa radiolúcida, luego a través del cuerpo del paciente y son absorbidos por el detector/intensificador de imágenes. Estos rayos absorbidos luego se transducen en una imagen y se muestran en un monitor (figura 3.1). Varias características del haz de rayos X pueden ser manipuladas por el operador, como la intensidad, el área de exposición, la duración de la exposición, el aumento, la continuidad y la interacción con medios de contraste.

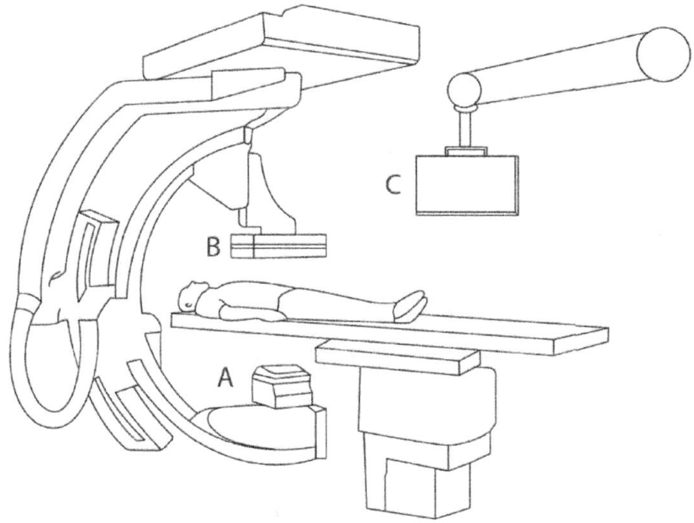

Figure 3.1 Equipo de fluoroscopia. A: fuente de radiación; B: Intensificador de imágenes; C: monitor

Penetración, Atenuación, Absorción, y Dispersión

La penetración, atenuación, absorción y dispersión son propiedades correspondientes a la radiación utilizada en medicina (figura 3.2).

Penetración: Capacidad de la radiación de atravesar un medio en su camino

Atenuación: Disminución de la potencia de radiación mientras se transporta a través de un medio

Absorción: Retención de la radiación dentro de un medio

Dispersión: Reflejo de la radiación en una superficie que se encuentra en su camino

Las propiedades de penetración y absorción diferencial de la radiación por el tejido corporal son utilizadas para crear imágenes médicas.

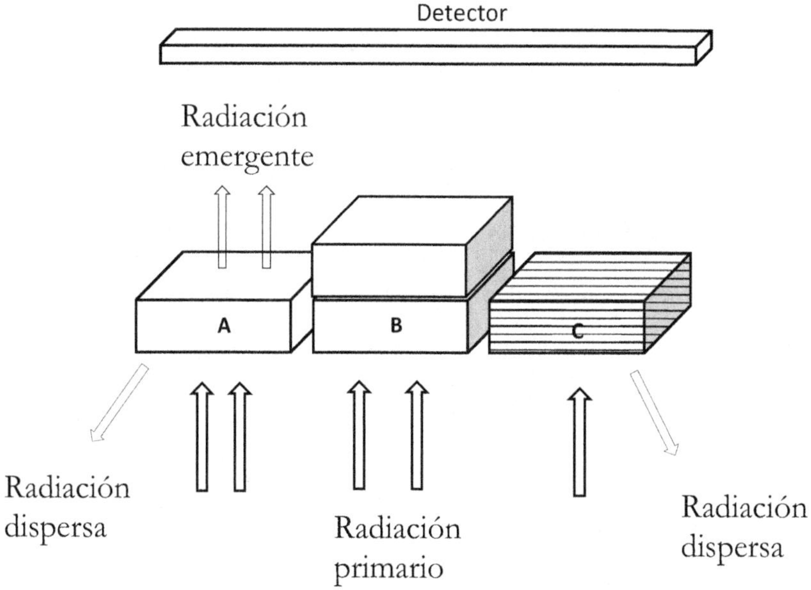

Figura 3.2: Penetración, atenuación. absorción y dispersión

A: Penetración a través de un medio con atenuación del haz emergente
B: Detención de la radiación debido al espesor del medio
C: Detención de la radiación debido a la densidad del medio

Las siguientes situaciones ocurren cuando el haz de rayos X se dirige a una localización específica en el paciente:

- Algunos rayos X atraviesan la mesa y el paciente y son absorbidos por el detector.
- Algunos rayos X son absorbidos por la mesa y el paciente.

- Algunos rayos X se reflejan en la mesa y el paciente, p. ej., la radiación dispersa.
- Los rayos X pierden potencia a medida que viajan a lo largo de la distancia.

La radiación dispersa es generada por los reflejos de la mesa, el paciente, el piso, las paredes u otras superficies. La trayectoria de la radiación dispersa es en gran medida impredecible y se puede suponer que va en todas las direcciones. Es la principal fuente de exposición a la radiación para el personal.

Prevención de la Exposición a la Radiación

Las propiedades de absorción de los rayos X por medios densos y la pérdida de la potencia a lo largo de la distancia son empleados para la protección del personal. A pesar de la exposición a la radiación dispersa, se sabe que el riesgo individual se minimiza cuando se implementan medidas de precaución. La primera línea de defensa contra la exposición a la radiación es evitarla. Por lo tanto, solo el personal esencial para lograr los objetivos educativos o del procedimiento debe estar en la sala. Se alienta a las personas que puedan estar interesadas en el procedimiento pero que no estén directamente involucradas a permanecer en salas adjuntas donde estén disponibles. Estas salas suelen tener pantallas radioprotectoras transparentes y conexiones audiovisuales para la comunicación.

Es obligatorio que el personal que se encuentra en la sala utilice un equipo de radioprotección. El plomo es el material denso más común utilizado para minimizar la exposición a la radiación; reduce la exposición a la radiación por absorción. Algunos equipos de protección personal y escudos se enumeran a continuación:

- Indumentaria impregnada de plomo que cubre el torso y las extremidades inferiores de forma circunferencial al menos hasta la rodilla (figura 3.3). El contenido de plomo debe ser de 1 mm de espesor para las mujeres embarazadas que forman parte del personal y de 0,5 mm de espesor para todos los demás.
- Protector de tiroides
- Cubiertas para los ojos

El almacenamiento adecuado de la indumentaria es fundamental para prevenir la disrupción mecánica del contenido de plomo y la pérdida de las propiedades protectoras (figura 3.4). Otros escudos protectores pueden ser fijos o móviles y pueden posicionarse alrededor del paciente, el personal o el equipo (figura 3.5). Algunos ejemplos incluyen:

- Protectores/cubiertas instalados en la mesa
- Protectores instalados en el techo
- Protectores móviles

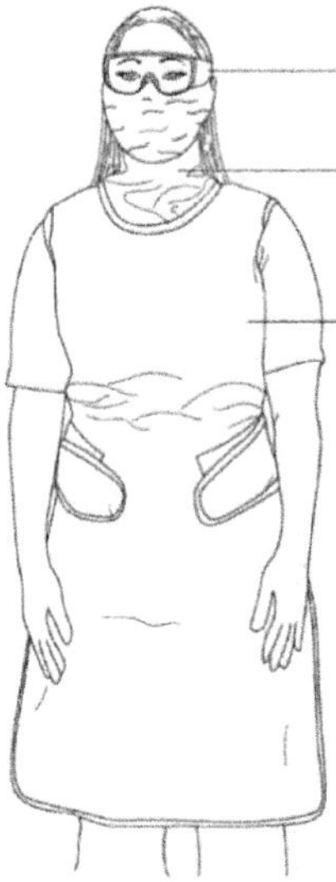

Figura 3.3 Indumentaria de plomo

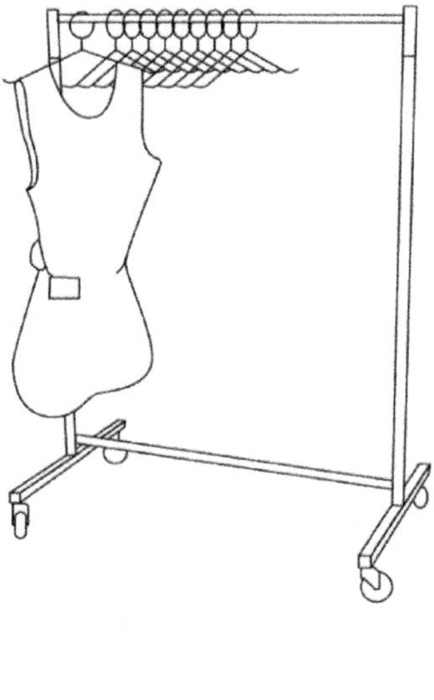

Figure 3.4 Almacenamiento para la indumentaria de plomo

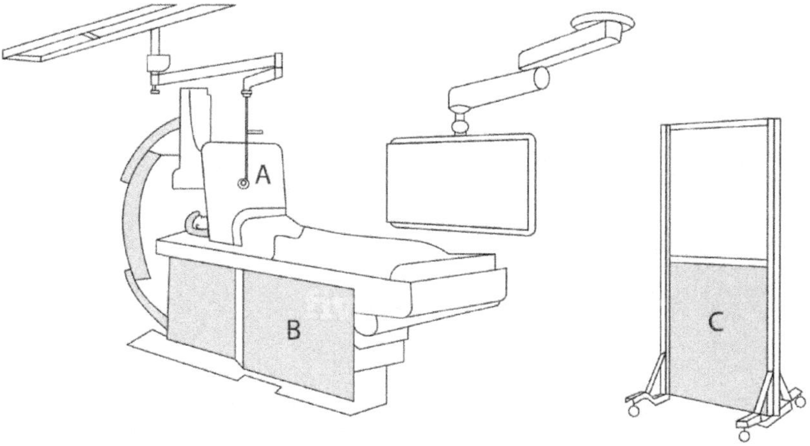

Figura 3.5 Escudos protectores de radiación instalados en el techo (A); mesa de procedimiento (B); y un protector móvil (C)

La potencia de radiación viaja a través de un medio se rige por la ley del inverso al cuadrado. De acuerdo con esta ley, la intensidad de la radiación cambia por el cuadrado del cambio en la distancia de la fuente. Por ejemplo, la disminución de 3 veces la distancia a la fuente de radiación reduce la intensidad de la radiación en la nueva ubicación 9 veces. Cuando la distancia aumenta 5 veces, la intensidad de la radiación disminuye 25 veces y así sucesivamente (figura 3.6). Por consiguiente, mantener distancia del equipo de fluoroscopia es una forma eficaz de disminuir la exposición a la radiación. Se recomienda que el personal permanezca a la distancia más alejada que les permita ejecutar su función y dar varios pasos hacia atrás durante períodos de alta emisión de radiación, como durante series de fluoroscopias. El uso de inyectores de contraste controlados a distancia y de tubos de extensión también permiten distanciarse de la fuente de radiación durante las series fluoroscópicas.

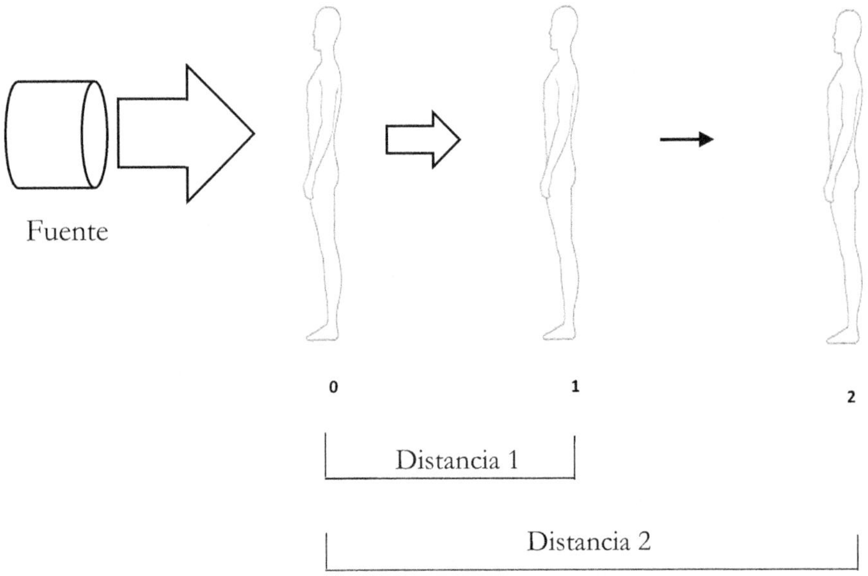

Figura 3.6 La exposición a la radiación disminuye con el aumento de la distancia a la fuente.

La intensidad (I-1) en el punto 1 es igual a la intensidad (I-0) en el punto 0 dividida por (distancia $1)^2$. La intensidad (I-2) en el punto 2 es igual a la intensidad (I-0) en el punto 0 dividida por (distancia $2)^2$

El término "Tan Bajo Como Sea Razonablemente Posible" (ALARA, por sus siglas en inglés) se refiere a los principios que permiten el uso de la radiación para alcanzar objetivos diagnósticos o terapéuticos al mismo tiempo que minimizan la exposición y el riesgo para los pacientes y los miembros del equipo. Las maniobras dependientes del operador, como la colimación del haz de radiación, el ajuste de la altura relativa de la mesa de procedimiento/paciente, la fuente y detector de rayos X, el tipo y la duración de las series fluoroscópicas, las frecuencias de cuadro y los ángulos de pórtico se pueden modificar para satisfacer los principios de ALARA. También es una buena práctica que el operador se asegure de que todo el personal cuente con la indumentaria y equipo de protección antes de que se active la radiación. La planificación y comunicación antes del procedimiento pueden minimizar la necesidad de múltiples imágenes. Una cultura ideal es aquella en la que todo el personal es consciente, y en la que individual y colectivamente toman medidas para mitigar la exposición a la radiación. Es importante asegurarse de que el equipo de fluoroscopia se encuentre inactivo cuando no esté en uso para evitar una activación accidental por parte de personal desprevenido. El personal de limpieza y conserjería que quizás no está al tanto de las emisiones accidentales y no utiliza equipo de protección es particularmente propenso a la exposición de esta manera. Sin embargo, cualquiera puede verse afectado. Se recomienda que el personal hable en voz alta cuando no se esté aplicando un componente de protección contra la radiación y se tomen medidas para restablecerlo.

Monitorización

La monitorización de la radiación garantiza que la exposición permanezca dentro de límites seguros y se tomen las medidas adecuadas cuando se produzcan eventos significativos. Los elementos de monitorización de radiación incluyen:

- Medición y documentación de la cantidad de radiación utilizada para cada procedimiento.
- Que todo el personal use una placa de monitoreo de radiación fuera de su vestimenta de plomo para monitorear la exposición individual a lo largo del tiempo. Las mujeres embarazadas que forman parte del personal deben usar dos placas: la placa regular fuera de la indumentaria de plomo y otra por dentro (monitor fetal).
- La mayoría de las instituciones tienen oficiales de seguridad radiológica que inspeccionan periódicamente los equipos de radiación, los equipos de protección y los niveles de exposición del personal. No obstante, la seguridad radiológica es responsabilidad de todos. Es importante conocer al oficial y las políticas de seguridad radiológica de la institución.

Capítulo 4

CONFIGURACIÓN DEL PROCEDIMIENTO

La planificación y la organización son aspectos fundamentales de los procedimientos con alambre guía y catéteres. El paciente está en el centro del procedimiento. La disposición del personal y el equipo alrededor del paciente puede facilitar el procedimiento o podría ser una receta para el caos y errores.

El Paciente

Los siguientes pasos son útiles para la preparación del paciente para el procedimiento:

- Confirme la identidad del paciente al llegar a la sala de procedimientos.
- Asegúrese de colocar al paciente en la mesa de procedimientos adecuada (consulte la sección sobre mesas de procedimientos).
- Traslade al paciente a la mesa de procedimientos con precaución y con la asistencia adecuada para minimizar el riesgo de caídas.
- Coloque las restricciones y extensiones apropiadas.

- Determine el tipo de acceso intravenoso, monitoreo hemodinámico y abordaje para el vaciamiento de la vejiga necesarios para el procedimiento.
- Ajuste la posición del paciente de acuerdo con los objetivos del procedimiento.
- Determine la cantidad mínima de exposición corporal necesaria para realizar el procedimiento.
- Comunique al paciente el propósito de exponer una parte del cuerpo.
- Exponga la parte del cuerpo necesaria para el procedimiento al mismo tiempo que toma medidas para proteger la privacidad del paciente.
- Recorte el exceso de cabello en el lugar de acceso. Tenga cuidado para evitar lesiones en la piel, ya que esta es una fuente común de dolor y malestar, especialmente después de la aplicación de agentes para la preparación de la piel.
- Cubra cualquier orificio que esté cerca del lugar de acceso y que sea capaz de producir residuos que puedan contaminar el sitio. Estos pueden incluir el periné, colostomía, urostomía y traqueotomía.
- Preste atención a los hábitos corporales y necesidades especiales. Por ejemplo, los pacientes bariátricos pueden requerir maniobras complementarias como la elevación del pannus para exponer el lugar de acceso femoral.
- Aplique agente de preparación estériles.

- Aplique paños estériles.

Mesa de Procedimientos

La mesa de procedimientos soporta al paciente durante el procedimiento. Es radiolúcida para permitir el paso de los rayos X. La mesa puede ser manipulada durante el procedimiento para ajustar la posición del paciente en relación con el equipo. Los siguientes son aspectos relevantes a tener en cuenta de la mesa de procedimientos:

- Asegúrese de que sea radiolúcida (compatible con fluoroscopia) ya que no todas las mesas de procedimiento son radiolúcidas. Esto es importante en lugares donde la mesa puede no estar fija, como en el quirófano.
- Asegúrese de que la altura y la inclinación se puedan ajustar.
- Asegúrese de que pueda soportar el peso del paciente. Los pacientes bariátricos pueden necesitar mesas especiales para soportar su peso. Conozca los límites de peso de las mesas en su institución y cómo obtener mesas especiales si fuera necesario.
- Coloque la mesa en el centro de la sala o en un lugar adecuado con amplio espacio en todos los lados para el equipo y el personal. Puede ser necesario colocar la mesa, el lugar de acceso o la ubicación del objetivo equidistantes

entre las luces instaladas en el techo. Esto es importante en las salas de operaciones/híbridas, donde la iluminación es crucial para visualizar los segmentos/cavidades del cuerpo incisos.

- Determine si la altura del paciente o la longitud de las herramientas/dispositivos justifican extensiones de la mesa.

La posición de las extensiones de la mesa y otros equipos deben permitir el movimiento del equipo de fluoroscopia alrededor del paciente. La posición y la ruta del equipo de fluoroscopia están influenciadas por el lugar de acceso y el área del cuerpo de interés. La comunicación con el operador es fundamental en este aspecto.

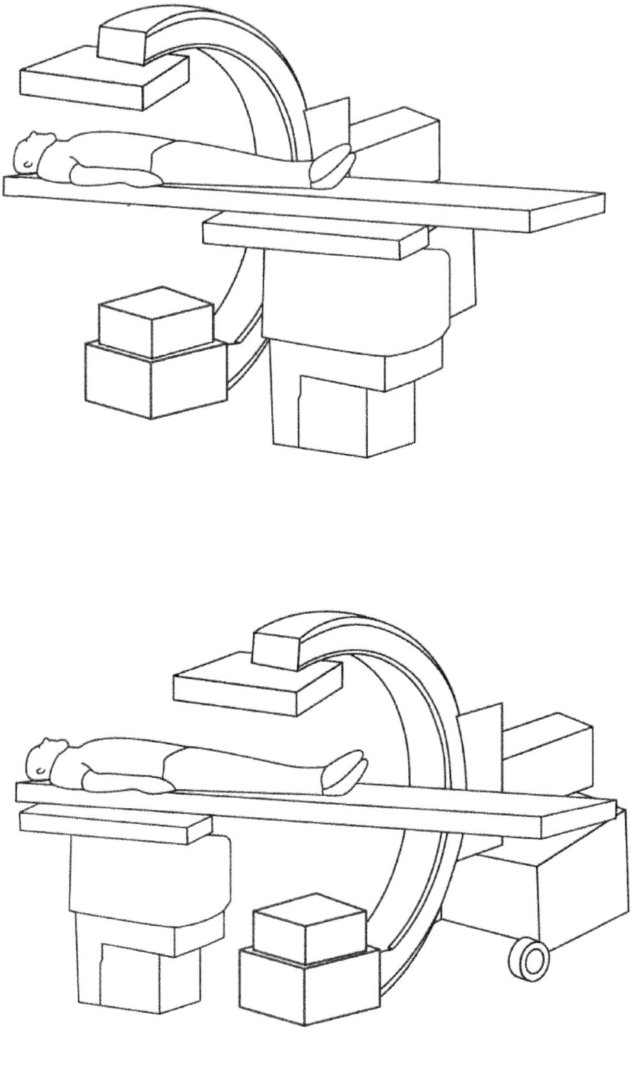

Figura 3.6: Oriente la mesa y su base de manera que permita maniobrar la máquina de rayos X alrededor del área de interés del paciente.

Mesa de Instrumental

La mesa de instrumental contiene los suministros, herramientas y dispositivos durante y entre su uso. La organización de la mesa de instrumental facilita la eficiencia y la seguridad. Su posición debe permitir una fácil transferencia de herramientas y dispositivos al operador, así como brindar soporte para los dispositivos en transición. Puede ser útil colocar la mesa de instrumental o colocar una extensión de la mesa a lo largo del eje longitudinal del acceso. Esto facilita el intercambio de dispositivos y minimiza el riesgo de desplazamiento de dispositivos y contaminarlos bajo la influencia de la gravedad.

Monitores

Los monitores brindan una representación visual de los resultados radiológicos. Debe colocar el/los monitores en un lugar que no interfiera con el movimiento del equipo de fluoroscopia y a una distancia adecuada dentro de la línea de visión del operador.

Dispositivos

La lista de herramientas, dispositivos y suministros utilizados en estos procedimientos es amplia y continúa expandiéndose a la par de la nueva tecnología. Los dispositivos utilizados para un procedimiento dependen del objetivo. En consecuencia, es importante saber lo siguiente:

- El objetivo del procedimiento
- El equipo/herramientas básicas necesarias para iniciar el procedimiento
- El equipo/herramientas que pueden ser necesarias a medida que se desarrolla el procedimiento. Estos pueden estar al alcance de la mano, pero no se pueden abrir.
- La ubicación de todos los demás dispositivos y las localizaciones de los almacenamientos de respaldo

Puede ser útil tener carretillas que contengan herramientas/dispositivos de uso frecuente. Estas carretillas se pueden colocar dentro o cerca de la sala de procedimientos para facilitar su obtención. Los estantes bien organizados y etiquetados también ayudan a la obtención eficiente del dispositivo. Es una buena práctica notificar al personal responsable de reabastecer los estantes cuando las personas que retiran los suministros para un procedimiento notan alguna escasez en el inventario. Esto proporciona otra línea de defensa contra la falta de acceso a los dispositivos cuando se necesitan. Con el tiempo y la experiencia, el personal desarrolla una mejor comprensión de lo que se necesita para cada procedimiento y las preferencias específicas del operador. Las notas escritas de las herramientas básicas y las preferencias del operador son útiles. Se recomienda que el personal tenga una comunicación sólida para facilitar la preparación adecuada y evitar la obtención innecesaria de dispositivos que pueden no ser utilizados.

Iluminación

Las luces de la sala pueden ser modificadas para adaptarse al tipo y fase del procedimiento. En algunos casos, las luces se atenúan para proporcionar un contraste visual en los monitores, mientras que, en otros casos, las luces se pueden encender al máximo. Es importante conocer:

- La ubicación de todos los controles de la iluminación
- Cómo seleccionar luces específicas o modificar su intensidad

Capítulo 5

DISPOSITIVOS Y PREPARACIÓN DE DISPOSITIVOS

El sistema cardiovascular tiene un diseño de vasos similar a un árbol que transporta sangre desde el corazón al resto del cuerpo y viceversa. Durante el procedimiento, se obtiene el acceso vascular en una localización y se atraviesa el árbol vascular para llegar al área objetivo donde se realizará el diagnóstico o la intervención terapéutica. Por lo tanto, las herramientas y dispositivos se pueden clasificar en general en aquellos utilizados para:

- Acceso/exploración
- Intervención

Existe una amplia variedad de herramientas, dispositivos, implantes y suministros en uso. Este capítulo proporciona una descripción de los más frecuentes y la preparación para su uso. Se pueden obtener mayores detalles en cada guía de fabricación.

Es importante mantener la esterilidad en la extracción, preparación y uso de cada herramienta o dispositivo. Las precauciones asépticas son fundamentales para prevenir infecciones por implantes, locales, a distancia o sistémicas. Las infecciones son una fuente importante de morbilidad, mortalidad y presión sobre los recursos de atención médica.

El principio básico de los procedimientos con alambre guía - y catéteres- consiste en deslizar una herramienta/dispositivo sobre o a través de otro. La fricción se opone a este movimiento y la resistencia al movimiento se incrementa por la presencia de residuos en la vía, como sangre y/o coágulos. Por este motivo, un componente común de la preparación del dispositivo es la irrigación o la limpieza de la vía. Esto minimiza la fricción mediante la lubricación, elimina los residuos obstructivos y aumenta la eficiencia del movimiento. La solución salina simple o heparinizada es la solución más frecuente aplicada para este propósito. Se debe prestar especial atención a los dispositivos y puertos que no deben irrigarse, y a los pacientes con alergia a la heparina.

Acceso y Exploración

Las herramientas de acceso y exploración son utilizadas para ingresar al vaso, asegurar el punto de acceso y explorar a través de la longitud, las ramas y giros del árbol vascular entre el punto de acceso y el objetivo. Colectivamente, estas herramientas aseguran el acceso al objetivo e incluyen:

- Agujas
- Alambre guía
- Catéteres
- Vainas

Agujas

Las agujas huecas se utilizan para obtener acceso al sistema vascular. La naturaleza hueca de la aguja permite el flujo posterior de sangre durante la punción del vaso alertando así al operador de que la aguja se encuentra en la luz del vaso (figura 5.1). La aguja hueca también permite la inserción del alambre guía.

Ejemplo de diámetros de aguja: 18Ga, 21Ga

En el sistema de medición gauge, el diámetro disminuye con el aumento del número del calibre. Por lo tanto, la aguja 21Ga (mini-stick) tiene un diámetro menor que la aguja 18Ga (acceso vascular). La aguja 21Ga conducirá un alambre guía de 0,018 (0,021) pulgadas o menos de diámetro. La aguja 18Ga conducirá un alambre guía de 0,035 (0,038) pulgadas o menos de diámetro.

Preparación

- Irrigue las agujas antes de usarlas o reutilizarlas para eliminar cualquier coágulo de sangre.

- Almacene las agujas de forma segura entre usos para evitar lesiones al personal.

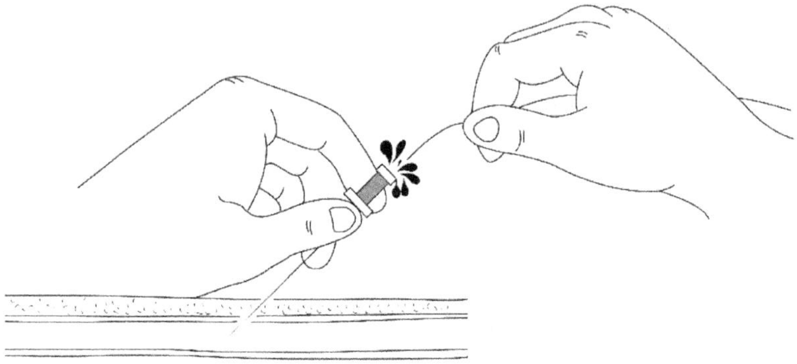

Figura 5.1 Acceso mediante agujas

Alambre guía

Un alambre guía es un cilindro largo, no hueco en su diseño básico (figura 5.2). Se dirige dentro del árbol vascular hacia el objetivo. Existe un amplio espectro de longitudes, diámetros, resistencias, revestimientos, formas de punta y adaptabilidad de alambres guía. Algunos son modulares y se pueden extender. El requerimiento de un alambre guía normalmente implica el tipo, diámetro y longitud.

Ejemplos de diámetro de alambres guía: 0.010in, 0.014in, 0.016in, 0.018in, 0.035in

Ejemplo de longitud de alambres guía: 40cm, 150cm, 180cm, 260cm, 300cm

El material y revestimiento de un alambre guía determinan sus características de manejo. Los alambres guía hidrofílicos son dignos de una mención especial ya que son resbaladizos al manipular. El manejo de estos alambres guía requiere una extrema precaución para evitar el desplazamiento del objetivo, la expulsión del cuerpo o la contaminación. El pinzamiento/sujeción con la punta de los dedos es un buen método para manipular alambres guía hidrofílicos en comparación con la sujeción con la pulpa del dedo (figura 5.3). Es importante entregar o cargar el alambre guía con su extremo anterior/frontal. Este extremo está modificado para minimizar el trauma en el vaso y satisfacer las necesidades de trabajo. Este extremo puede ser más suave o tener una punta más suave. Entre usos, se puede formar un espiral con el alambre guía y colocarlo en un recipiente con solución salina (figura 5.4) o en la cubierta plástica del rollo (figura 5.2c).

Preparación

- Los alambres guía largos frecuentemente se entregan a la mesa de instrumental en una cubierta de plástico enrollada (el caracol). La cubierta se puede irrigar a través de uno de los extremos abiertos antes de retirar el alambre guía (figura 5.5).

-Después de que una herramienta o dispositivo haya atravesado el alambre guía , límpielo con un pedazo de gasa húmeda. Se debe asegurar extrema precaución durante esta maniobra para evitar expulsar el alambre guía de su posición.

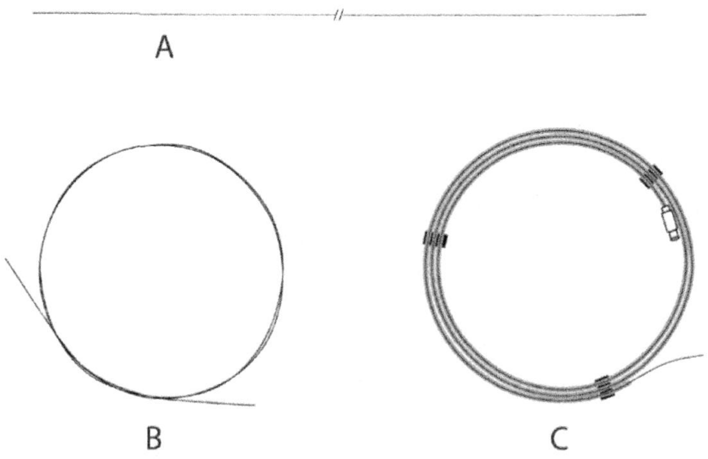

Figure 5.2 Alambres guía. A: recto; B: enrollado; C: con su cubierta

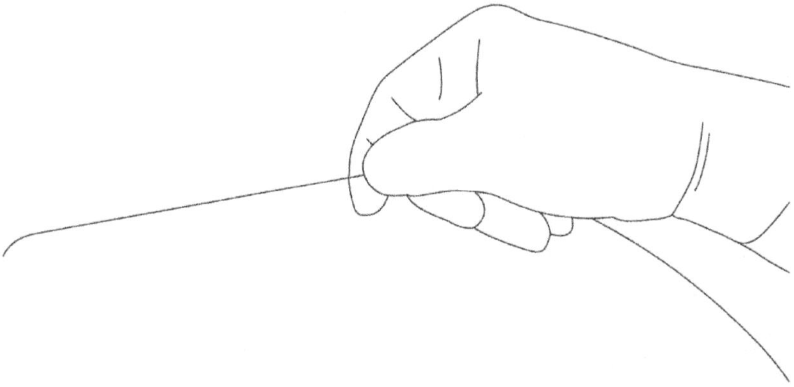

Figure 5.3 Pinzamiento

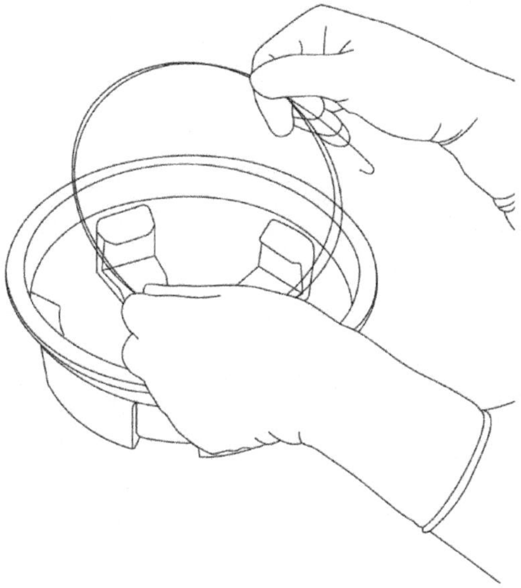

Figure 5.4 Almacenamiento del alambre guía en un recipiente con solución salina

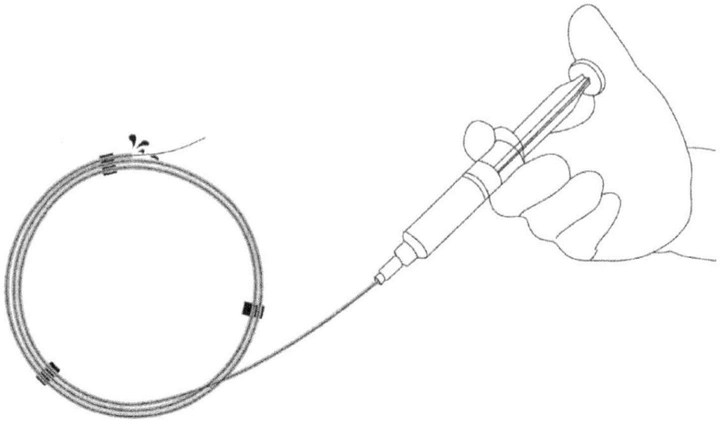

Figure 5.5 Irrigación de la cubierta del alambre guía

Alambre guía adjunto: Dispositivo de torque

Un dispositivo de torque es utilizado para mejorar el control manual del alambre guía (figura 5.6).

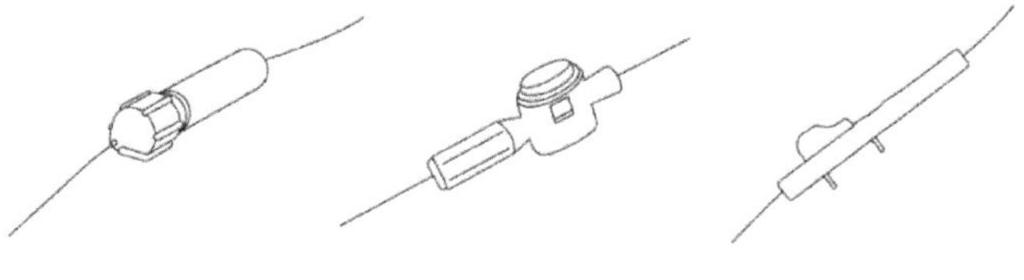

Figura 5.6 Dispositivos de torque

Catéter

Un catéter en su diseño básico es un cilindro largo hueco que encaja sobre un alambre guía (figura 5.7). Los catéteres varían en longitud, diámetro, resistencia, forma de punta, conformabilidad y número de orificios terminales. La naturaleza hueca de los catéteres también puede ser utilizada para suministrar contraste o medicamentos en el objetivo y para transducir presión en diversos lugares del árbol vascular. El requerimiento de un catéter a menudo incluye el tipo, longitud y diámetro. Las propiedades básicas del catéter, como el diámetro y la longitud, pueden estar impresas en el extremo externo para referencia.

Ejemplos de longitudes de catéter: 45cm, 65cm, 90cm, 100cm, 135cm, 150cm

Ejemplos de diámetros de catéter: 2.1Fr, 2.3Fr, 2.6Fr, 4Fr, 4.2Fr, 5Fr, 6Fr, 7Fr, 8Fr

Preparación

- Irrigue el catéter antes y entre su uso (figure 5.8)

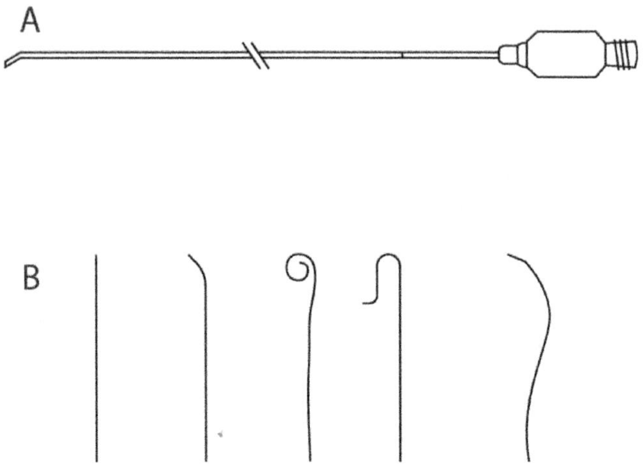

Figura 5.7 A. Catéter y B. Ejemplos de puntas de catéter

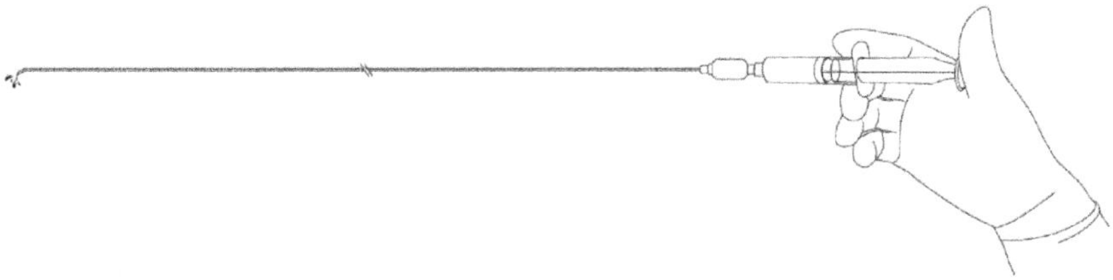

Figura 5.8 Irrigación del catéter

Vaina

La vaina es un dispositivo hueco utilizado para asegurar el punto de acceso vascular (Figura 5.9). Proporciona ayuda con la exploración hacia el objetivo y abre un camino a través de ramas y giros que han sido cruzados, de modo que las maniobras que se utilizaron para cruzar puntos tan difíciles del árbol vascular no necesitan repetirse cada vez que se traslada un dispositivo al lugar objetivo. El sistema cardiovascular es un sistema lleno de líquido presurizado. Como tal, el punto de entrada al sistema debe estar protegido contra hemorragias. La mayoría de las vainas tienen una válvula unidireccional en el extremo exterior para permitir la inserción de herramientas y dispositivos sin sangrado. La válvula puede ser fija o regulable.

Las vainas también tienen un puerto lateral para permitir la inyección de contraste, medicamentos o solución salina (figura 5.9A). El puerto lateral también se puede utilizar para extraer sangre o transducir presión. El puerto lateral se puede bloquear y desbloquear para estos propósitos. La punta de la vaina termina abruptamente y es circular en sección transversal. Esta punta puede producir trauma en el vaso o embolización si la vaina se desplaza sin su introductor/dilatador/estilete (figura 5.10A). Para prevenir trauma en los vasos, las vainas son insertadas y desplazadas sobre un alambre guía con un introductor en su luz. El introductor estrecha la punta circular de la vaina y minimiza el riesgo previamente mencionado para el vaso (figura 5.10B). Tener el introductor fijo en su lugar antes de desplazar la vaina es importante para asegurarse de que el introductor no se deslice fuera de la vaina cuando esta se desplaza.

Las vainas varían en tipo, longitud y diámetro. Por lo tanto, el requerimiento de una vaina debe contener estas características. También existen vainas especiales que permiten ajustar la forma de la punta. Ejemplos de diámetros de la vaina: 5Fr, 6Fr, 7Fr, 8Fr, 12Fr, 18Fr

Ejemplos de longitudes de la vaina: 6cm, 10cm, 45cm, 55cm, 70cm, 90cm

Preparación:

- Irrigue la vaina antes y entre su uso (figura 5.11 A)

- Asegúrese de que el puerto lateral esté fijo al paciente antes de cargarla en el alambre guía para evitar una pérdida de sangre después de la inserción (figura 5.11 B).

- Inserte el introductor/dilatador/estilete en la vaina y asegúrese de que encaje en su lugar antes de cargarlo sobre el alambre guía (figura 5.11 C & D).

Mantenimiento

- Mantenga un flujo constante de solución salina (línea de goteo) o irrigue intermitentemente la vaina a través del puerto lateral para evitar la formación de coágulos dentro de la vaina.

- Preste atención a la ubicación de la vaina para evitar su salida, especialmente durante la carga o descarga del dispositivo

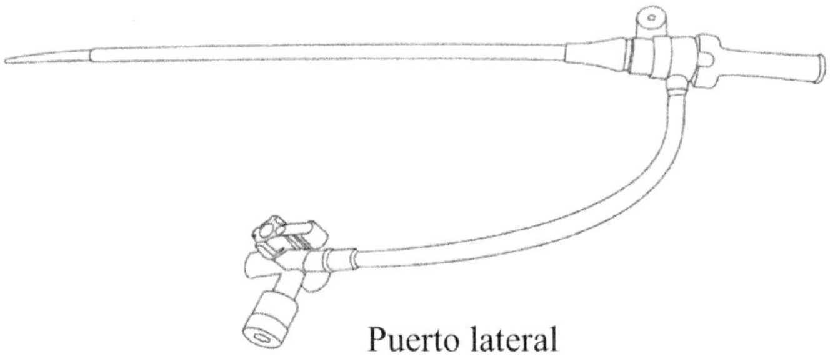

Figura 5.9 A Vaina con introductor/dilatador/estilete insertado

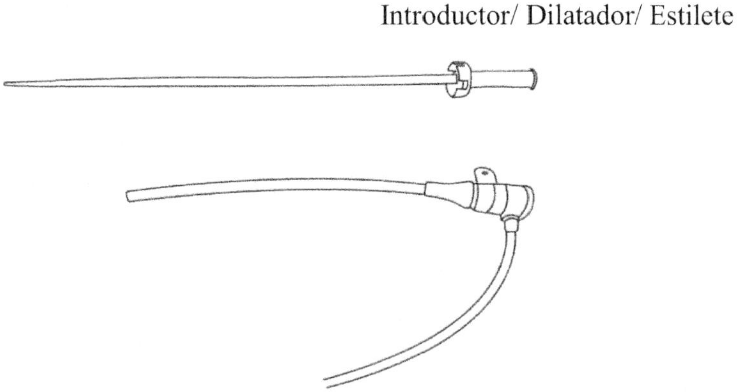

Figura 5.9 B Vaina separada del introductor/dilatador/estilete

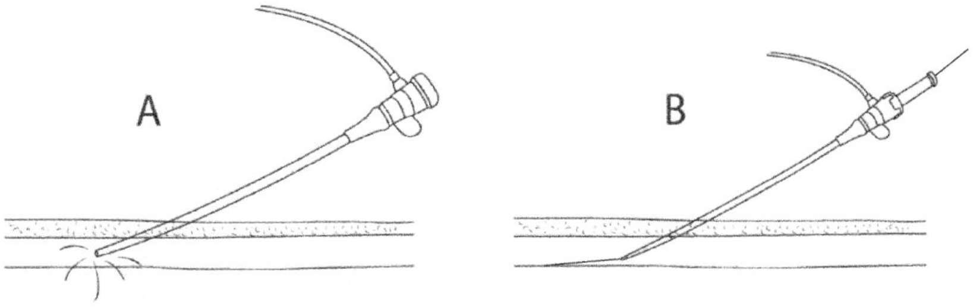

Figura 5.10 A: El desplazamiento de una vaina sin el introductor produce traumatismos en el vaso. B: Las vainas deben desplazarse sobre un alambre guía con el introductor/dilatador/estilete fijo en su lugar

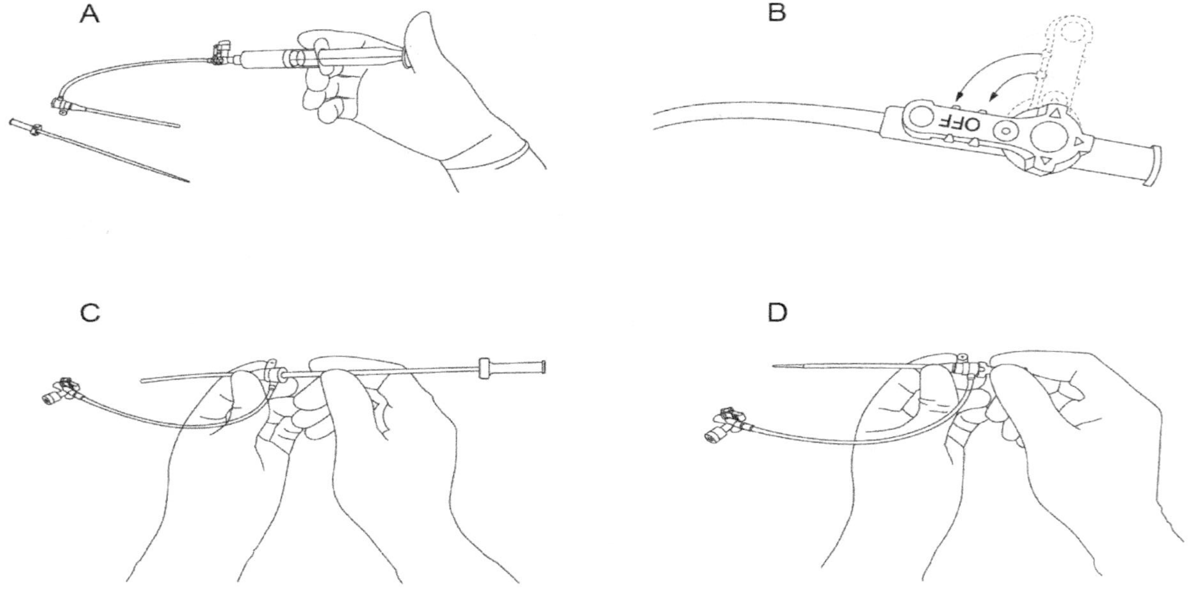

Figura 5.11 Preparación de la vaina

En términos generales, los catéteres y las vainas pasan sobre los alambres guía y los catéteres a través de las vainas. Aunque son similares en su diseño hueco, las vainas se diferencian de los catéteres en las siguientes maneras:

- Las vainas son por lo general más grandes que los catéteres. Sin embargo, existe cierta coincidencia en el tamaño de las vainas pequeñas y los catéteres grandes.
- Las vainas tienen una válvula unidireccional en el extremo externo. Esto puede ser desmontable.
- Las vainas tienen un puerto lateral.
- Las vainas se insertan en el cuerpo con el introductor en la luz de la vaina. Los catéteres no tienen introductores.

Dispositivos de Intervención

Balones, stents, injertos con stent y una amplia gama de dispositivos especializados son utilizados para tratar lesiones en el lugar objetivo. Algunas de las herramientas comunes y sus accesorios se describen a continuación.

Balón

Un balón es un catéter con un componente inflable en su punta, de ahí el nombre de catéter balón. Los balones están diseñados en las configuraciones coaxial/over the wire (OTW) o de intercambio rápido (monorail) (figura 5.12). El diseño básico del balón consiste en un componente hueco que encaja sobre un alambre guía y un segundo compartimento que está conectado a la punta inflable.

En la configuración coaxial/OTW, el dispositivo se monta encima y rodea el alambre guía en la totalidad de la longitud del dispositivo (figura 5.12A). Los balones con esta configuración tienen dos puertos - un puerto que conduce el alambre guía y un puerto para inflar y desinflar la punta. El puerto del alambre guía generalmente se encuentra en el extremo externo del dispositivo, mientras que el puerto de inflación surge en ángulo desde el eje longitudinal del dispositivo. La longitud mínima de alambre guía necesaria para transportar un dispositivo OTW al lugar objetivo es la suma de la longitud del dispositivo y la distancia desde el lugar de acceso al lugar objetivo.

En la configuración de intercambio rápido (monorail), el dispositivo es circunferencial sobre el alambre guía solo en un segmento de la longitud del dispositivo (figura 5.12B). El alambre guía surge de un lado del dispositivo y el puerto en el extremo externo del dispositivo se utiliza para inflar el balón. La longitud mínima de alambre guía necesaria para transportarlo al objetivo es la suma de la distancia desde el lugar de acceso al lugar objetivo y la longitud del dispositivo que envuelve el alambre guía. Por lo general, es más corto que la longitud de alambre guía necesaria en la configuración OTW.

Las partes de un balón se muestran en la figura 5.13. El requerimiento de un balón debe incluir su diámetro, longitud, longitud del eje (longitud de trabajo), diámetro del alambre guía que lo conduce y el tamaño de la vaina conductora. En función de las características de la superficie del balón, por lo general se clasifican en:

- Simple: Efecto terapéutico proporcionado a través de la fuerza radial
- Recubierto de fármacos: Tiene un recubrimiento de medicamentos que se aplica en el lugar objetivo al inflar
- De corte/puntos: Superficie modificada para producir cortes controlados en la pared del vaso

Ejemplos de diámetro de balones: 2.5mm, 3mm, 4mm, 6mm, 10mm

Ejemplos de longitud de balones: 20mm, 40mm, 60mm, 120mm

Ejemplos de longitud de eje (longitud de trabajo): 75cm, 80cm, 135cm

Ejemplo de diámetros de alambres guía conductores: 0.014in, 0.018in, 0.035in

Ejemplo de diámetros de vaina conductora: 4Fr, 5Fr, 6Fr, 9Fr

Por ejemplo, el requerimiento de un balón de 4mm por 40mm en un eje de 80cm implica un balón de 4mm de diámetro y

40mm (4cm) de longitud. Este balón está colocado en un dispositivo de suministro de 80cm de longitud. Esta longitud puede variar en función de la distancia entre los lugares de acceso y la intervención terapéutica. El empaque del dispositivo especifica que el dispositivo debe transportarse en un alambre guía de no más de 0.018 pulgadas de diámetro y a través de una vaina de al menos 4Fr de diámetro.

Preparación

-Irrigue el puerto del alambre guía con solución salina. No irrigue el puerto de inflación, ya que esto inflará el balón y alterará su perfil/tamaño de inserción o distribuirá prematuramente el recubrimiento de medicamentos. Se recomienda evitar el contacto directo con la superficie del balón liberador de fármacos. Los fabricantes pueden proporcionar una cubierta protectora para este propósito. De lo contrario, es útil colocar un trozo de gasa seca sobre la superficie a medida que se transfiere al alambre guía y dentro del cuerpo.

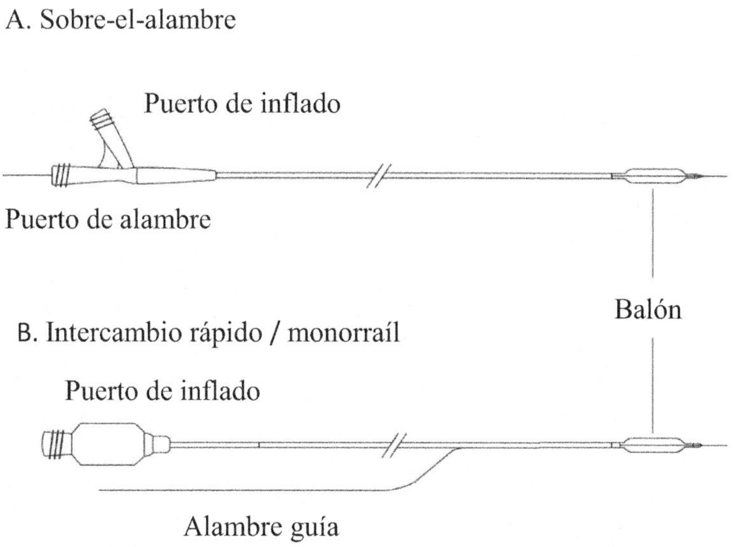

Figura 5.12 Balones A: Configuración coaxial/Over the wire; B: Configuración rápida de intercambio/Monorail

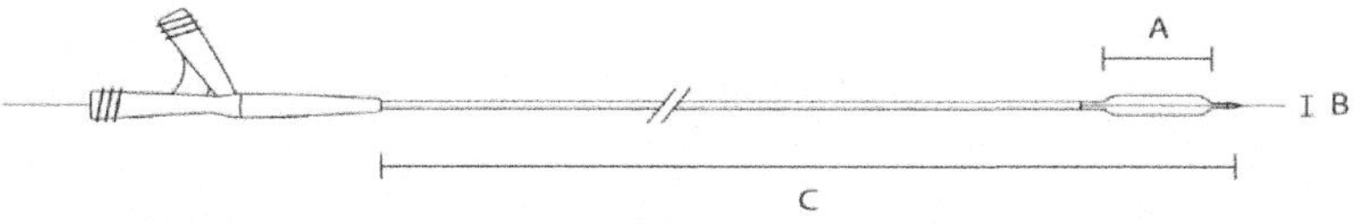

Figura 5.13 Partes de un balón. A: Longitud del balón; B: Diámetro del balón; C: Eje del dispositivo/longitud de trabajo

Los balones se inflan a diámetros específicos en base a las recomendaciones del fabricante. Las presiones recomendadas están contenidas en el inserto provisto en el empaque del balón (figura 5.14). Esto se debe proporcionar al operador como referencia antes de la inflación. La presión nominal es la presión aplicada al balón para alcanzar su diámetro nominal. La presión de rotura es la presión por debajo de la cual existe una alta certeza de que el balón no explotará. No se recomienda inflar un balón más allá de la presión de rotura. Las presiones nominales y de rotura se muestran en diferentes presentaciones. En la presentación que se muestra en la figura 5.14 A, las valoraciones de presión (atmósferas) y diámetro (mm) para un balón específico se muestran en una tabla. En una presentación distinta, la presión y los diámetros asociados para diversos diámetros de balón se muestran en una tabla (figura 5.14 B). Las valoraciones de cada balón varían según el tamaño, el tipo y el fabricante.

8.00mm Balón		
Presión (atm)	Diámetro (mm)	
8	-	
10	8.0	Nominal
12	8.1	
14	8.2	
16	8.3	
18	8.4	
20	8.5	Presión nominal de rotura
22	-	
24	-	

Figura 5.14 A El balón de 8 mm que se muestra en este ejemplo alcanza su diámetro nominal de 8 mm cuando se aplica una presión de 10atm. Se recomienda no superar una presión de rotura de 20 atm.

Diámetro del balón (mm)	Presión de inflado (atmósferas)								
	4	5	6	7	8	9	10	11	12
3.0	-	-	3.0	3.1	3.2	3.3	**BP**	-	-
4.0	-	-	4.0	4.1	4.2	4.3	**BP**		
5.0	-	-	5.0	5.1	5.2	5.3	**BP**		
6.0	-	6.0	6.1	6.2	**BP**				
7.0	-	7.0	7.1	7.2	**BP**				

Figura 5.14 B En este ejemplo, un balón de 4mm alcanza su diámetro nominal cuando se aplica una presión de 6 atmósferas. La presión de rotura es de 10atm. Un balón de 6mm del mismo fabricante/clase alcanza su diámetro nominal a 5atm y tiene una presión de rotura nominal de 8atm.

Stents

Un stent es un implante hueco que se aplica en el lugar objetivo (figura 5.15). El diseño básico de un stent consiste en una rejilla metálica o metaloide. Los sistemas de aplicación de stents también pueden ser coaxiales/OTW o de intercambio rápido (monorail) en configuración. También aplican las diferencias en el diseño y las consideraciones relativas a las longitudes del alambre guía conductor descritas en la sección sobre los balones. Los stents se clasifican generalmente como:

- Stent simple (metal desnudo): Rejilla simple
- Stent cubierto (injerto con stent): La rejilla está cubierta con un tejido, lo que la hace impermeable a la sangre.
- Stent liberador de fármacos: El stent está recubierto con medicamentos

La fuerza de tensión, la fuerza radial y la adaptabilidad se pueden modificar para producir una amplia variedad de stents para varios propósitos. Todos los stents se pueden expandir después del despliegue con un balón. El término "stent expandible con balón" se refiere a un tipo de stent que, entre otras propiedades, se carga previamente en un balón y se despliega mediante el inflado del balón. Otros stents son desplegados a través de diversos mecanismos dependiendo del fabricante. Estos stents pueden o no expandirse aún más con un balón después del despliegue. El requerimiento de un stent incluye el diámetro del stent, la longitud del stent, la longitud del eje (longitud de trabajo), el diámetro del alambre guía que conduce el stent y el tamaño de la vaina conductora.

Ejemplos de diámetros de stent: 3mm, 4mm, 6mm 10mm

Ejemplos de longitudes de stent: 20mm, 28mm, 38mm, 40mm, 60mm, 120mm

Ejemplo de longitudes de eje (longitud de trabajo): 75cm, 80cm, 135cm

Ejemplo de diámetros de alambres guía conductores: 0.014in, 0.018in, 0.035in

Ejemplo de diámetros de vaina conductora: 4Fr, 5Fr, 6Fr, 7Fr

El requerimiento de un stent de 8mm por 40mm en un eje de 135cm implica un stent de 8mm de diámetro y 40mm de longitud, montado en un sistema de aplicación de 135cm de longitud. El empaque del dispositivo especifica que debe ser transportado en un alambre guía de 0.035 pulgadas y a través de una vaina de al menos 6Fr de diámetro.

Preparación

-Existe una variabilidad significativa en los mecanismos de colocación y despliegue de los stents. Sin embargo, a menudo es necesario irrigar el puerto del alambre guía.

-Los stents montados con balón tienen un puerto del alambre guía y un puerto de inflación. Es fundamental irrigar el puerto del alambre guía, pero no el puerto de inflación. La insuflación errónea del puerto de inflación durante la preparación desplegará prematuramente el stent. El puerto del alambre guía suele estar en la punta externa del dispositivo, mientras que el puerto de inflación surge en ángulo desde el eje longitudinal del dispositivo. La mayoría de los fabricantes etiquetan estos puertos para mayor claridad.

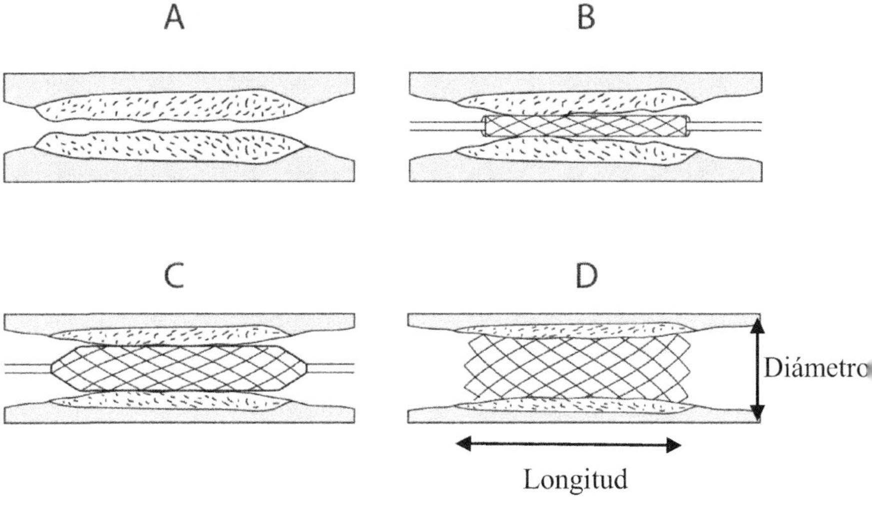

Figura 5.15 Stents. A: Lesión; B: Stent pre-desplegado en posición; C: Stent desplegado; D: Dispositivo retirado

Balón Accesorio: Dispositivo de Insuflación

Este dispositivo se utiliza para generar la inflación controlada de un balón o el despliegue de un stent montado en un balón (figura 5.16). El insuflador está cargado con contraste (p. ej., un tercio o un cuarto de contraste). El contraste en el insuflador/balón permite visualizar el balón en expansión bajo fluoroscopia. La presión manual generada por el operador se transmite al balón a través de la cámara llena de líquido. La presión aplicada se mide con un manómetro. Se debe hacer referencia a la guía del fabricante sobre el rango de presión recomendado en el prospecto. Los insufladores tienen un mecanismo de fijación que permite asegurar el balón en una posición inflada o desinflada. También se pueden usar jeringas grandes para inflar balones en vasos sanguíneos grandes. Sin embargo, la presión aplicada no es controlada.

Preparación

- Cargue el insuflador con contraste, sin llenar la cámara (figura 5.17).

- Deje algo de espacio en la cámara para permitir la aplicación de presión negativa después de adherirse al balón.

- Elimine el exceso de aire.

- Aplique presión negativa al insuflador después de conectarlo al puerto de inflación. Incline el insuflador de forma que el líquido llene la parte inferior de la cámara de contraste y el aire residual dentro del balón y vía de conducción se desplace a la parte superior de la cámara de contraste antes de la insuflación. Esto minimiza los artefactos de aire durante el inflado, así como el riesgo de embolia gaseosa en el raro caso de que el balón se rompa mientras está en uso.

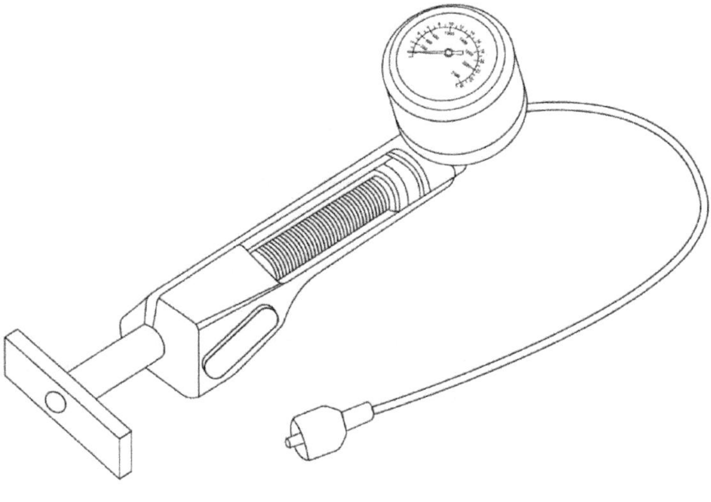

Figura 5.16 Insuflador

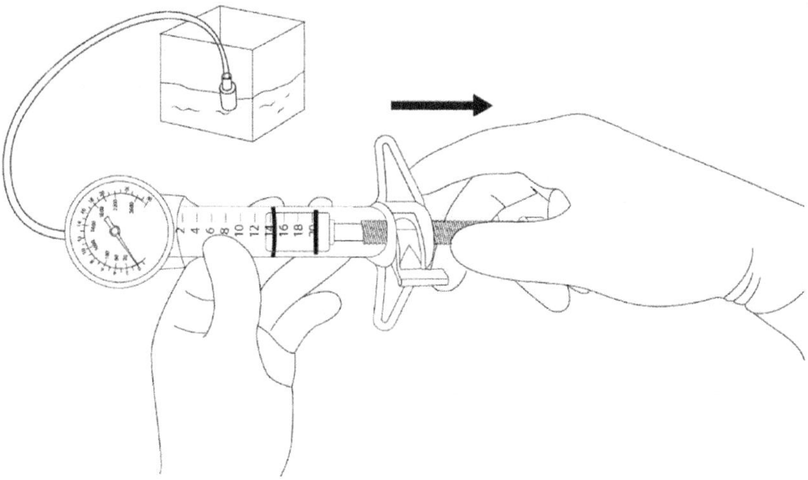

Figura 5.17 A Llenar parcialmente la cámara con contraste (diluir)

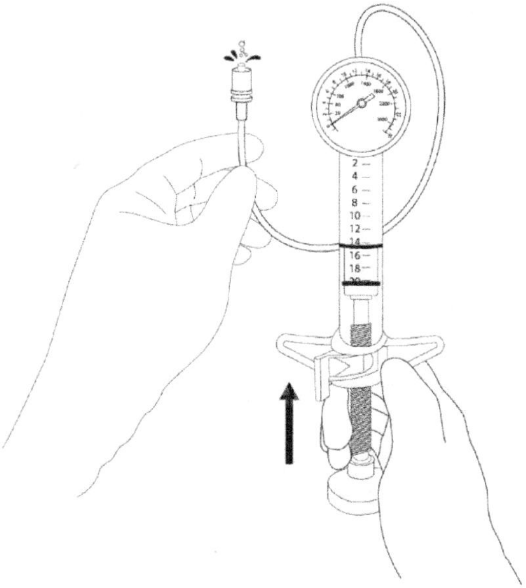

Figura 5.17 B Eliminar el exceso de aire

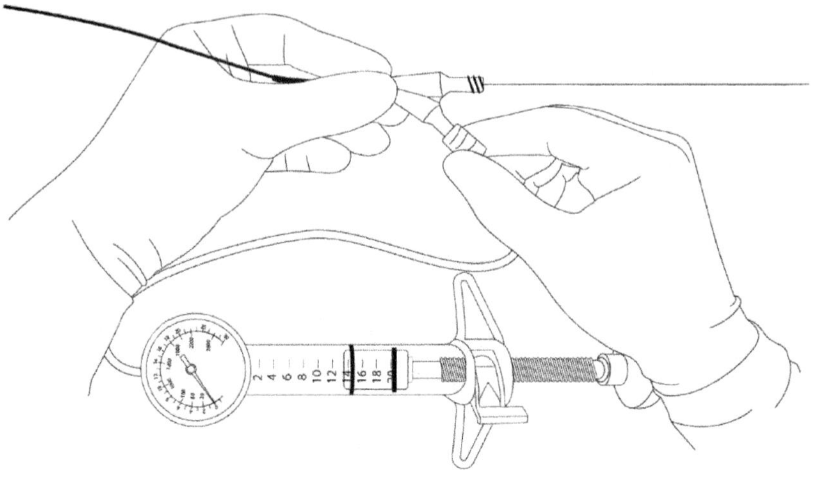

Figura 5.17 C Conecte el insuflador al puerto de insuflación del dispositivo

Dispositivos Especializados

Existe una amplia gama de dispositivos e implantes para intervenciones del sistema cardiovascular más allá de los descritos en la sección anterior. Incluyen, entre otros, los siguientes:

- Dispositivos de trombectomía/embolectomía
- Dispositivos trombolíticos
- Dispositivos de embolización
- Dispositivos de protección embólica
- Dispositivos de aterectomía
- Dispositivos de fijación de endoinjertos
- Lazos
- Dispositivos de reentrada
- Dispositivos de ablación
- Dispositivos de reserva de flujo fraccional
- Dispositivos transductores de presión
- Dispositivos de cierre del apéndice auricular
- Válvulas y clips

Tienen una variabilidad significativa en su diseño, método de preparación y despliegue. Estas descripciones exceden el alcance de este libro. Sin embargo, se pueden encontrar en las guías de sus respectivos fabricantes.

Contraste

Los agentes de contraste son líquidos radiopacos que se inyectan en el cuerpo para delinear la anatomía bajo fluoroscopia. Los agentes de contraste también se utilizan para inflar balones de modo que se pueda visualizar su expansión en tiempo real. Algunos de los agentes de contraste frecuentemente utilizados son compuestos que contienen yodo y gas de dióxido de carbono. Es importante preguntar al operador qué tipo y concentración de contraste desea. El contraste de intensidad media contiene partes iguales de contraste y solución salina. El contraste de un cuarto de intensidad contiene una parte de contraste y tres partes de solución salina.

Jeringa

Debido a que se pueden inyectar distintos líquidos o medicamentos durante el procedimiento, se recomienda usar jeringas etiquetadas o codificadas por colores para llevar un control de los diversos contenidos de líquido y evitar inyecciones equivocadas. No llene completamente la jeringa con líquido y elimine el exceso de aire (figura 5.18). El espacio adicional en la cámara deja lugar para que el operador aplique presión negativa antes de inyectar el contenido de la jeringa.

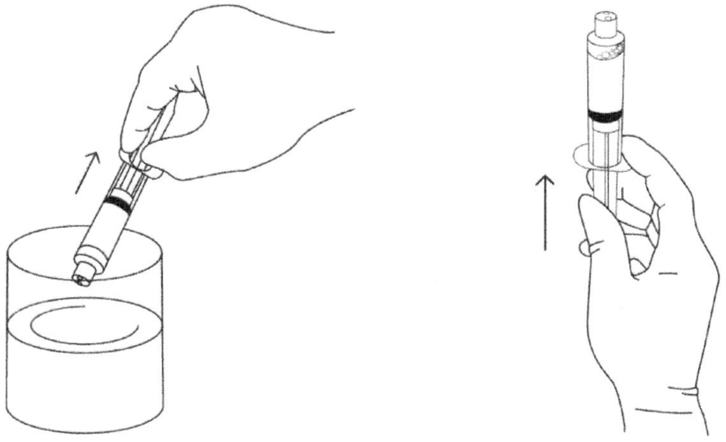

Figura 5.18 Cargando una jeringa. Cargue parcialmente la jeringa y elimine el exceso de aire. De este modo, deja espacio para que se aplique presión negativa después de conectarlo al dispositivo

Suministros

Bisturís, suturas, tijeras, fórceps, pinzas, gasas y reglas radiopacas son algunos de los suministros más frecuentes que se pueden utilizar para estos procedimientos. Los suministros exactos necesarios dependen del procedimiento y, a menudo, se proporcionan en paquetes estandarizados o son fácilmente accesibles en las salas de procedimientos.

Dispositivos de Cierre

Al final del procedimiento, el acceso creado en el vaso debe sellarse para evitar hemorragias. Para ello, se puede utilizar la presión manual, así como varios dispositivos de cierre disponibles comercialmente. Vea el capítulo 6 para conocer la técnica de cierre manual del acceso vascular.

Los procedimientos con alambres guía y catéteres en el lecho neurovascular son intolerantes a los detritos embólicos. Esto garantiza pasos adicionales en la preparación de los dispositivos desplegados en este territorio para minimizar el riesgo de un accidente cerebrovascular. Esto justifica que se tomen medidas adicionales para asegurar que los dispositivos estén desprovistos de aire o residuos capaces de embolizar en el cerebro pueden incluir inflar y desinflar balones e irrigar o sumergir la punta del dispositivo en líquido previo a la inserción. El tipo y medida de la preparación varían según el tipo de dispositivo y deben comunicarse con el operador.

Los pasos para la preparación del dispositivo que hemos descrito en este capítulo son genéricos y de ninguna manera exhaustivos. Los pasos preparatorios varían según el dispositivo y el fabricante. Es por esto que es importante seguir el método de preparación recomendado por el fabricante.

Capítulo 6

EJECUCIÓN, COMUNICACIÓN Y SEGURIDAD

Diversos aspectos de los procedimientos con alambres guía y catéteres son análogos a una coreografía de baile. Las acciones se anticipan y son acompañadas perfectamente con reacciones predecibles. Los conocimientos y los pasos preparatorios descritos en los capítulos anteriores culminan en la ejecución del procedimiento. El objetivo de estos procedimientos es diagnosticar un problema o tratar una lesión. En algunos casos, el procedimiento empieza con un objetivo de diagnóstico y evoluciona para lograr objetivos terapéuticos. Los pasos del procedimiento dependen del tipo de procedimiento; en algunos casos, existen múltiples enfoques. La descripción de los pasos para estos procedimientos excede el alcance de este texto, pero a continuación se describen algunos conceptos generales para su ejecución segura y exitosa

La preparación del personal, del equipo y del dispositivo debe cumplir con los estándares de precaución para la asepsia (esterilidad) y seguridad radiológica. Éstos incluyen:

- Protectores para el cabello, ojos, nariz y boca
- Precauciones para minimizar la exposición a la radiación como se describe en el Capítulo 3

- Lavado de manos
- Indumentaria estéril y resistente a fluidos para todo el personal dentro del campo estéril: batas, guantes
- Preparación estéril y cobertura de las partes relevantes del paciente
- Recubrimiento estéril de superficies y equipos dentro del campo estéril: Equipo de fluoroscopia, sondas y cables de ultrasonido, paneles controlados por el operador, protectores de radiación.

El procedimiento debe empezar con una pausa de seguridad durante la cual se revisa la identidad del paciente y el personal, el lado y lugar del procedimiento, los objetivos, el equipo, las alergias y las medidas tomadas para mitigar una infección. Es una buena práctica animar a todo el personal presente a hablar en voz alta en cualquier momento durante el procedimiento si notan algún evento que pueda comprometer la seguridad del paciente o del personal.

Posteriormente, el procedimiento sigue su curso de la forma necesaria para lograr el objetivo diagnóstico o terapéutico. La idea general implica el uso de agujas, alambres guía, catéteres y vainas para acceder al sistema vascular en un lugar y luego navegar la longitud, giros y ramas del árbol cardiovascular para alcanzar el objetivo de diagnóstico o tratamiento (figura 6.1). Los sitios comunes para acceder al sistema vascular incluyen la ubicación radial, braquial, axilar, femoral, tibial y carotidea. Dependiendo de la ubicación, el acceso puede ser percutáneo o abierto (mediante un corte). Los lugares de acceso vascular también se pueden clasificar como anterógrados o retrógrados en relación con la dirección del flujo sanguíneo. Por ejemplo, el acceso femoral con aguja y los dispositivos apuntando en dirección cefálica es retrógrado mientras que el acceso femoral con aguja y los dispositivos apuntando en dirección caudal es anterógrado. Una vez obtenido el acceso vascular, es posible que se requiera que los principiantes y la personal peri procedimental asistan con el retiro, preparación, intercambio, aplicación o despliegue del dispositivo. De ahí, la necesidad de familiarizarse con el contenido de este libro.

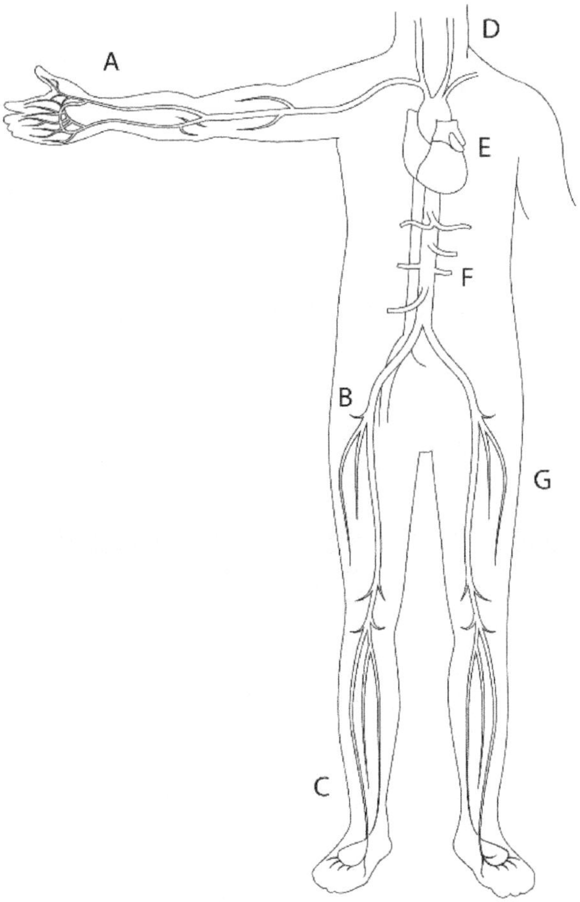

Figura 6.1 Lugares de acceso e intervención. Se puede acceder al sistema vascular en diferentes ubicaciones como la arteria radial (A), femoral (B) y tibial (C) para intervenciones diagnósticas o terapéuticas en otras localizaciones como la carótida (D), coronaria (E), visceral (F) o lechos vasculares de las extremidades inferiores (G).

La mayoría de los procedimientos implican diversos intercambios de dispositivos/herramientas y el número de intercambios aumenta con la complejidad del procedimiento. Es importante identificar los componentes del conjunto que deben moverse y los componentes que deben permanecer fijos al cargar o descargar un dispositivo. Por ejemplo, cuando se carga un catéter en un alambre guía, el catéter es el componente móvil del conjunto, mientras que el alambre guía es estático. Este principio también se aplica al cargar una vaina o cualquier otro dispositivo en un alambre guía. Por el contrario, cuando se descarga un dispositivo como un catéter, balón o sistema de colocación de stent, el dispositivo que se descarga es el componente móvil del conjunto, mientras que el alambre guía y la vaina se mantienen en su lugar. Es posible que se requiera la acción coordinada de dos personas para cargar o descargar un dispositivo de manera eficiente y segura sin alterar el componente fijo del conjunto. Estabilizar ambas manos sobre una superficie rígida durante la carga o descarga del dispositivo evita la pérdida de la posición del alambre guía.

Carga del Dispositivo

Antes de cargar el dispositivo, se debe prestar atención a la longitud del eje del dispositivo (longitud de trabajo) en relación con la longitud del alambre guía disponible fuera del cuerpo. La longitud del alambre guía fuera del cuerpo debe ser mayor que la longitud de trabajo del dispositivo para garantizar que el dispositivo pueda cargarse sin perder la posición del alambre guía en el cuerpo. La técnica de carga del dispositivo (fijar y presionar) se puede realizar en cuatro fases:

Fase 1: cargar la punta del dispositivo en el alambre guía

Fase 2: deslizar el dispositivo sobre el alambre guía hasta que el extremo externo del alambre guía se deslice hacia afuera por el extremo posterior del dispositivo

Fase 3: deslizar el dispositivo hasta que su extremo anterior llegue a la vaina/lugar de acceso al vaso

Fase 4: deslizar el dispositivo dentro de la vaina/cuerpo hasta que el extremo anterior alcance la ubicación objetivo

Fase 1: cargar la punta del dispositivo en el alambre guía

Cargar la punta de un dispositivo en un alambre guía o insertar un alambre guía en un catéter puede ser sencillo o puede ser la fuente de risas nerviosas. La coordinación manual y visual necesaria para cargar la punta de un dispositivo en un alambre guía se puede mejorar, si se aprovechan las propiedades táctiles y espaciales de la yema y punta de los dedos. Esto se puede lograr estabilizando el dispositivo receptor en una pinza entre la yema del dedo índice y la punta del pulgar (figura 6.2A). Luego, se inserta el dispositivo secundario con la mano contralateral. Esta técnica suele ser más eficaz que conectar los dispositivos en el lugar (figura 6.2B). El dispositivo que se desplaza sobre el alambre guía también puede ir precedido de una gasa húmeda. Esto elimina cualquier residuo de sangre en el alambre guía, lo lubrica y mejora la eficiencia de la transferencia (figura 6.3).

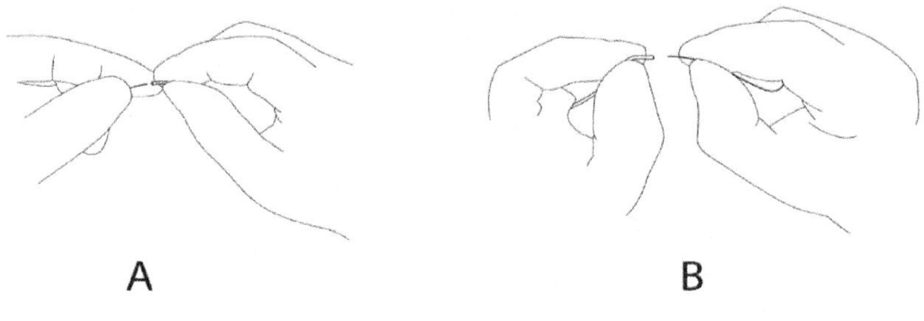

Figura 6.2 Cargar dispositivos sobre un alambre guía en la yema del dedo índice (A) suele ser más eficiente que cargar en el lugar (B)

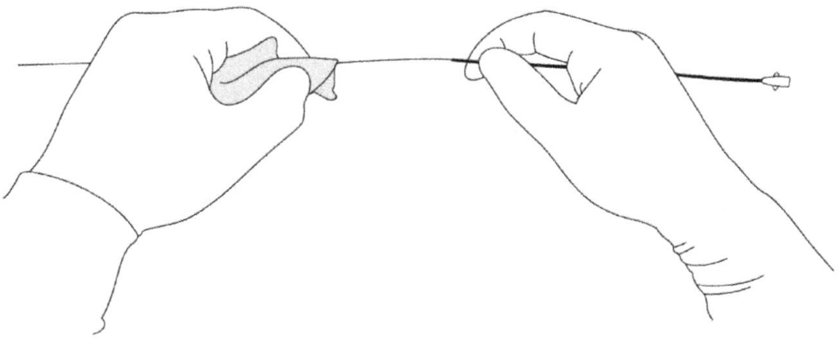

Figura 6.3 La carga del dispositivo puede ir precedida de una gasa para lubricar y limpiar el alambre guía de residuos.

Fase 2: deslizar el dispositivo sobre el alambre guía hasta que el extremo externo del alambre guía se deslice fuera por el extremo posterior del dispositivo

- Paso 1: Sujete el alambre guía entre la punta del pulgar y la yema del dedo índice. Esto se realiza con la mano (mano 1) que está más cerca de la vaina/acceso vascular (figura 6.4). Esta maniobra mantiene el alambre guía fijo durante la fase de empuje.

- Paso 2: Con la segunda mano (mano 2), desplace el extremo anterior del dispositivo sobre el alambre guía hasta que alcance la posición de la mano 1 (figuras 6.5 y 6.6).
- Paso 3: Mueva la mano 1 a una nueva ubicación en el alambre guía lejos del extremo anterior del dispositivo y más cerca de la vaina/lugar de acceso vascular/cuerpo (figura 6.7).

La mano 1 sujeta el alambre guía en la nueva ubicación para iniciar otro ciclo de los pasos 1, 2 y 3. Estos pasos se repiten hasta que el extremo exterior del alambre guía sale por el extremo posterior del dispositivo (figura 6.8). Dependiendo de la longitud del alambre guía y del dispositivo, puede ser necesario que una segunda persona esté pendiente del alambre guía cuando sale por el extremo exterior del dispositivo y comunique que este evento ha ocurrido. Por ejemplo, "Tengo el alambre guía".

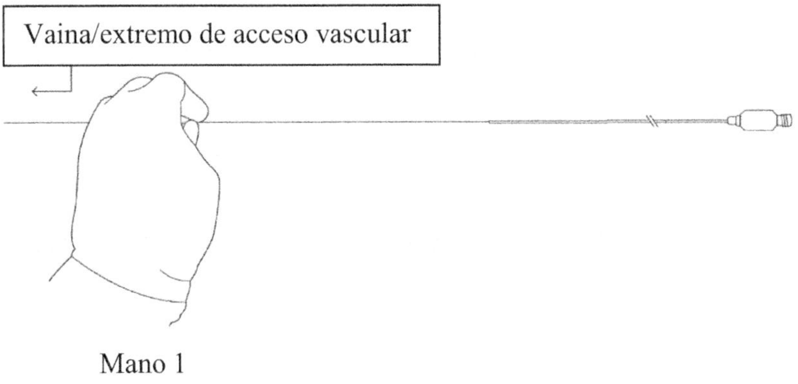

Figura 6.4 Sujete el alambre guía entre la punta del pulgar y la yema del dedo índice. Esto se realiza con la mano (mano 1) que está más cerca de la vaina/acceso vascular.

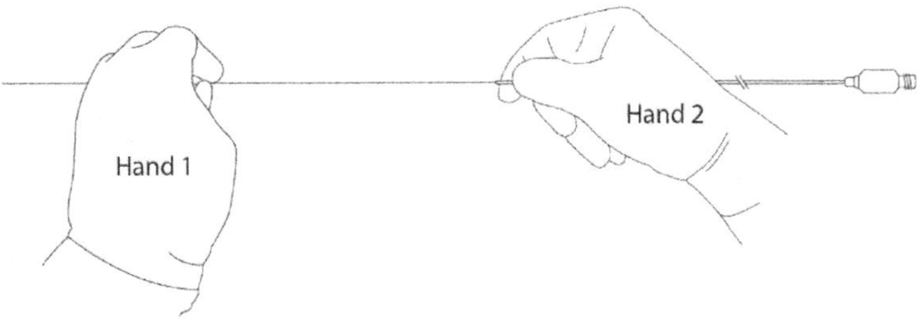

Figura 6.5 Sujete el extremo anterior del dispositivo.

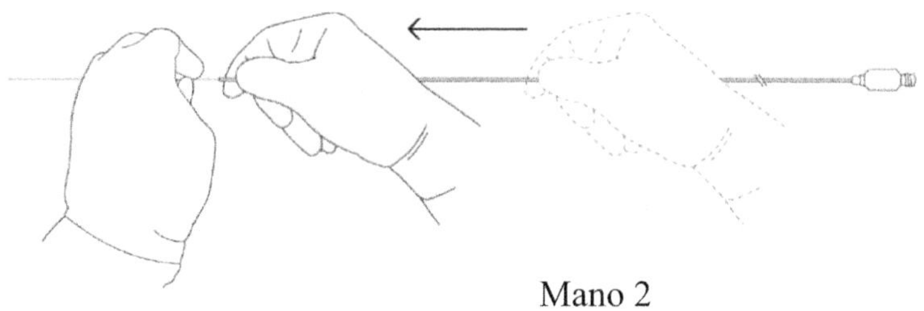

Figura 6.6 Desplace (empuje) el extremo anterior del dispositivo sobre el alambre guía hasta que alcance la posición de la mano 1

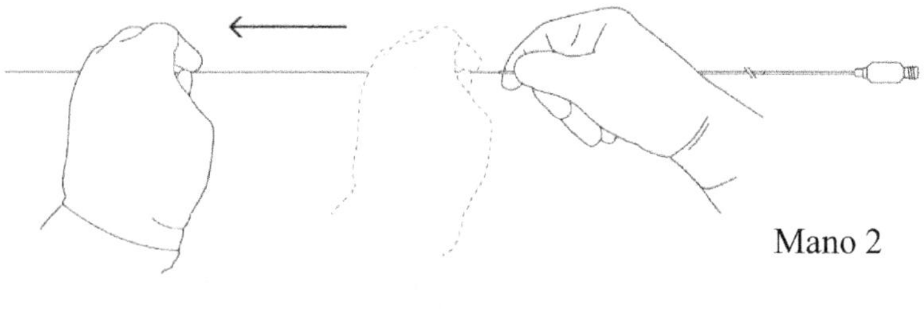

Figura 6.7 Mueva la mano 1 a una nueva ubicación en el alambre guía lejos del extremo anterior del dispositivo y más cerca de la vaina/lugar de acceso vascular/cuerpo.

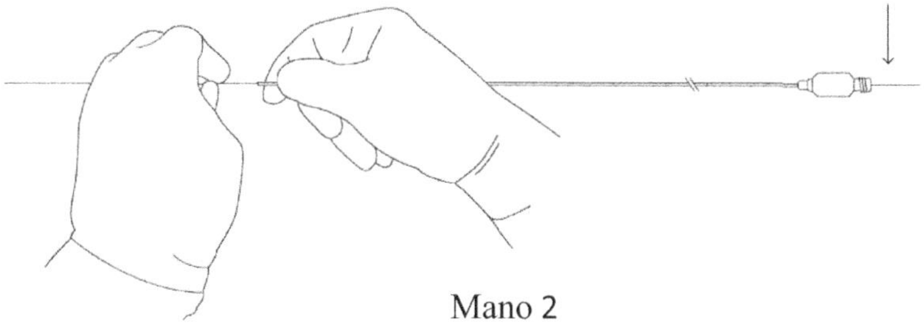

Figura 6.8 Repita la secuencia de pinzamiento del alambre guía y empuje el dispositivo sobre él hasta que el extremo externo del alambre guía se deslice fuera por la parte posterior del dispositivo.

La distancia entre las manos 1 y 2, sobre la que la mano 2 se desplaza para hacer avanzar el dispositivo hacia la mano 1, no debe ser demasiado larga. El "desplazamiento" excesivo puede provocar que el alambre guía se tuerza (figura 6.9). Por otro lado, la distancia de desplazamiento debe ser lo suficientemente larga para lograr un intercambio eficiente. La distancia adecuada varía según el tipo de alambre guía, el tamaño del dispositivo, la fricción entre el dispositivo y el alambre guía y la experiencia. Se debe tener precaución al cargar dispositivos con puntas especiales. Estos incluyen puntas de dispositivos con recubrimiento de medicamentos o componentes que no deben tocarse ni comprimirse. Se recomienda el cumplimiento de las recomendaciones del fabricante.

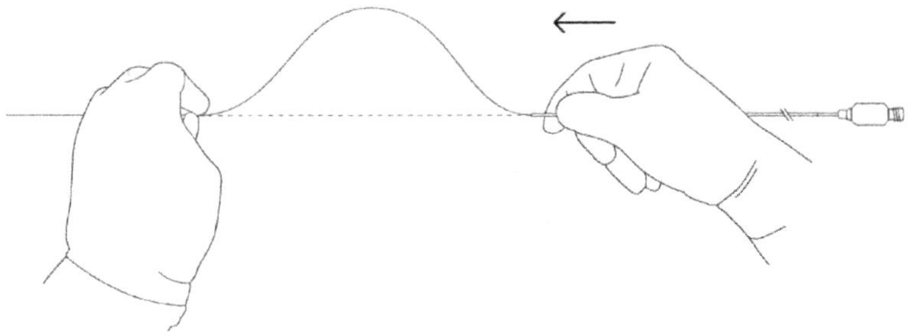

Figura 6.9 La distancia de desplazamiento durante la fase de empuje no debe ser demasiado larga para evitar que el alambre guía se tuerza.

Fase 3: deslizar el dispositivo hasta que su extremo anterior llegue a la vaina

En la configuración para una sola persona:

- Paso 1: Reubique la mano 2 del segmento del alambre guía distal al extremo exterior del dispositivo. Fije el alambre guía en esta ubicación (figura 6.10).
- Paso 2: con la mano 1, deslice el dispositivo sobre el carril del alambre guía hasta que el extremo anterior llegue al centro de la vaina/punto de acceso (figura 6.10)

Esta fase también se puede lograr con la ayuda de un asistente, especialmente cuando se trabaja con un dispositivo o alambre guía largo. En esta configuración, la persona dos fija el alambre guía distal al dispositivo para formar el carril de alambre guía. Cuando el dispositivo es grande o la fricción entre el dispositivo y el alambre guía es significativa, puede ser necesario que la persona 1 deslice el dispositivo en varios pasos en lugar de un solo movimiento. En este caso, la persona 2 debe seguir el extremo distal del dispositivo a medida que avanza y fijar el alambre guía distal a este extremo. Evidentemente, la persona 2 suelta el alambre guía para reubicarse en una nueva posición solo cuando el dispositivo no se está moviendo. De lo contrario, se pierde la posición del alambre guía. Opcionalmente, la persona dos alterna entre ambas manos para fijar el alambre guía justo distal al dispositivo en desplazamiento para que el control del alambre guía no se pierda en ningún momento.

Los pasos de la fase 2 podrían repetirse hasta que el extremo anterior del dispositivo llegue al centro de la vaina/acceso/punto. Sin embargo, deslizar el dispositivo con el alambre guía fijo suele ser más eficiente.

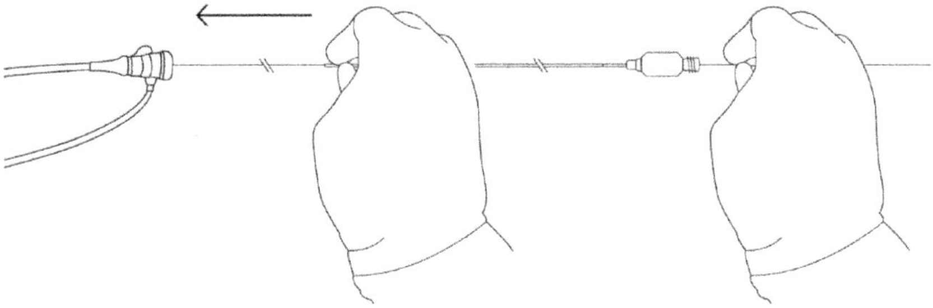

Figura 6.10 Fije el alambre guía distal al dispositivo y deslice el dispositivo a lo largo del carril del alambre guía hasta que el extremo anterior llegue al centro de la vaina/punto de acceso.

Fase 4: Avance del dispositivo dentro de la vaina/cuerpo hasta que el extremo anterior alcance la ubicación objetivo.

Con el carril de alambre guía sostenido ya sea con la mano 2 o con la persona 2. El dispositivo avanza hasta que el extremo anterior alcanza la ubicación objetivo en el cuerpo. Esta fase se logra normalmente bajo guía fluoroscópica. Los pasos antes mencionados se convierten en práctica y experiencia fluidas y automáticas.

Descarga del Dispositivo

La técnica de pinzar y extraer la descarga del dispositivo se puede lograr en 2 fases.

Fase 1: retirar el dispositivo hasta que el extremo interno se deslice por fuera de la vaina/cuerpo

Fase 2: deslizar el dispositivo fuera del alambre guía.

Fase 1: retirar el dispositivo hasta que el extremo interno se deslice por fuera de la vaina/cuerpo

- Paso 1: La persona 1 estabiliza la vaina para que no se deslice fuera del paciente a medida que se retira el dispositivo (Figura 6.11). Si el dispositivo que se retira es la vaina del acceso vascular, la persona 1 se prepara para controlar manualmente el lugar de acceso (mediante compresión) hasta que se recupere el control del lugar de acceso vascular con otro dispositivo.

Los siguientes pasos son ejecutados por la persona 2

- Paso 2: Fije el alambre guía con la mano más alejada del dispositivo (mano 1). Esto estabiliza el alambre guía para que no se mueva durante la fase de tracción (figura 6.11).

- Paso 3: con la mano 2, extraiga el dispositivo sobre el alambre guía hasta que el centro alcance la posición de la mano 1 en el alambre guía (figura 6.11).
- Paso 4: Reubique la mano 1 en una posición alejada del dispositivo en el alambre guía y fije el alambre guía en esta ubicación (figura 6.12).

Se repite esta secuencia de fijar el alambre guía y extraer el dispositivo sobre él (figuras 6.13 y 6.14) hasta que el extremo interior del dispositivo sale de la vaina (figura 6.15). En este punto, el personal 1 fija el alambre guía en esta ubicación y comunica que el dispositivo ha salido de la vaina. Por ejemplo, "Tengo el alambre guía".

Fase 2: deslizar el dispositivo fuera del alambre guía.

- Paso 1: La persona 1 fija el alambre guía entre la vaina y el extremo interno del dispositivo y comunica que esto se ha realizado (figura 6.15).
- Paso 2: La persona 2 desliza el resto del dispositivo fuera del alambre guía.

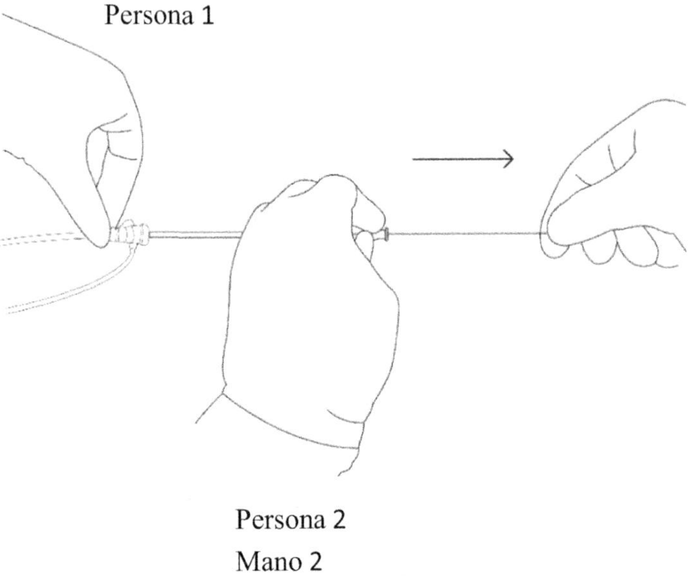

Figura 6.11 La persona 1 sostiene la vaina. La persona 2-mano 1 fija el alambre guía. La persona 2-mano 2 extrae el dispositivo

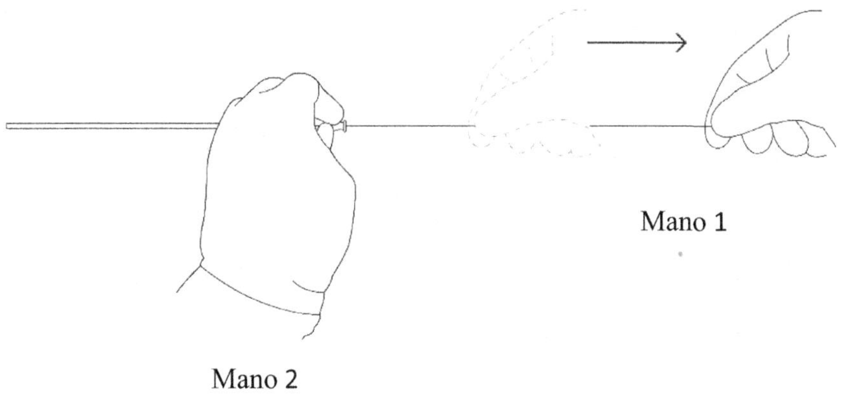

Figura 6.12 La mano 1 se mueve a una nueva ubicación en el alambre guía

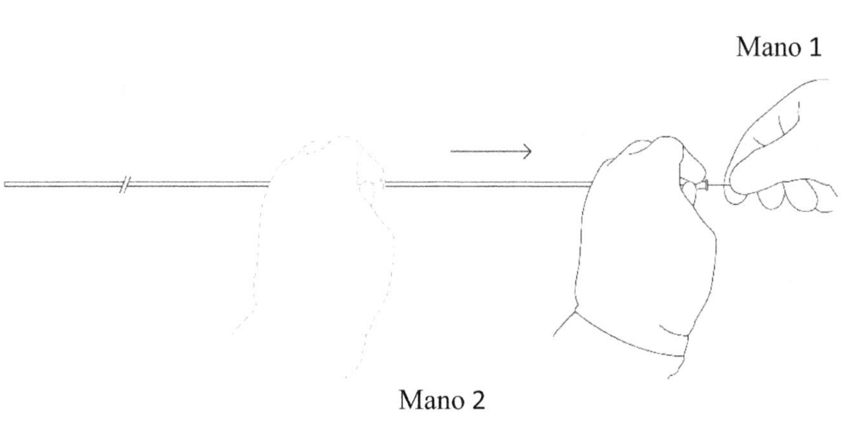

Figura 6.13 La mano 2 extrae el dispositivo hacia la mano 1

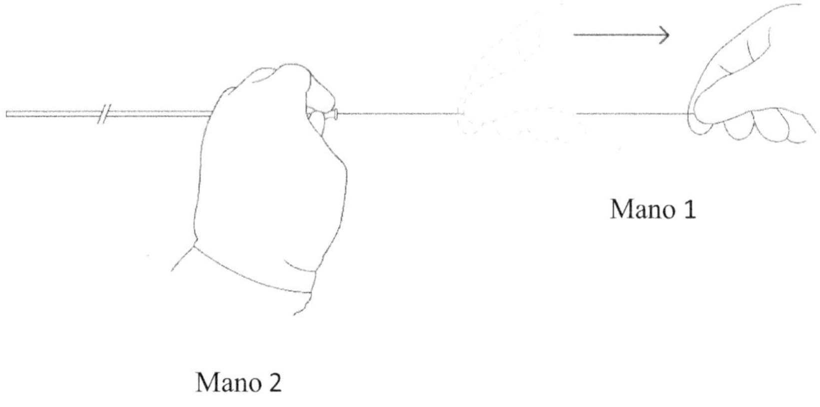

Figura 6.14 La mano 1 se mueve a una nueva ubicación en el alambre guía

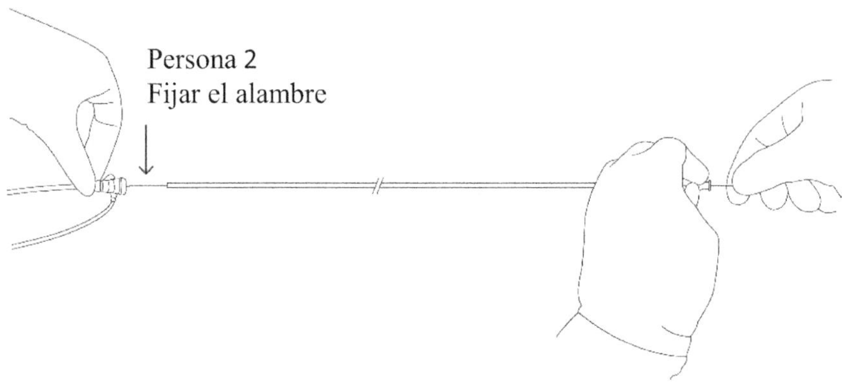

Figura 6.15 La persona 1 fija el alambre guía entre la vaina y el extremo del dispositivo y comunica que esto se ha realizado.

Al igual que cuando se carga un dispositivo, la distancia entre ambas manos (sobre la cual se ejecutará la fase de tracción) debe ser corta para que el alambre guía no se doble. Esta distancia también debe ser lo suficientemente larga para permitir una descarga eficiente. El equilibrio entre eficiencia y seguridad se logra con la práctica y la experiencia.

Los intercambios de dispositivos sobre alambres guía hidrofílicos requieren precauciones adicionales. Estos alambres guía son pegajosos cuando se secan, de ahí la necesidad de limpiarlos después de cada uso y humedecerlos antes de usarlos. Los dispositivos de carga precedidos por una gasa húmeda son útiles en este aspecto. Por el contrario, los alambres guía hidrofílicos son resbaladizos cuando están mojados y propensos a perder el control. La sujeción mediante pinzamiento, como se describió anteriormente (figura 5.3) es útil para asegurar el control manual. Se pueden implementar técnicas para monitorear la posición del alambre guía y así reconocer y remediar el desplazamiento del alambre guía. Estas técnicas son:

- Confirmación intermitente de la posición del extremo interno del alambre guía bajo fluoroscopia a medida que avanza el intercambio del dispositivo.
- Marcar y controlar el extremo externo del alambre guía en una superficie fija. Para hacer esto, la posición del extremo

externo del alambre guía se marca en la mesa con un marcador u objeto antes de cambiar el dispositivo. La posición del extremo externo del alambre guía se monitorea en relación con esta marca a medida que se realiza el intercambio. Cabe destacar que el extremo interno del alambre guía aún puede desprenderse si el alambre guía se dobla en algún lugar entre los extremos interno y externo, de ahí la necesidad de mantener meticulosamente la posición rígida del alambre guía.

Pérdida del Acceso

Una vez obtenido el acceso al sistema vascular y a través del objetivo, es importante mantenerlo. La pérdida de acceso debido al desprendimiento del alambre guía, el catéter o la vaina puede ser una fuente de frustración por varias razones.

- El acceso vascular y el recorrido del árbol cardiovascular hacia el objetivo pueden llevar mucho tiempo. La pérdida de acceso exige la repetición de maniobras que alargan la duración del procedimiento.
- El desplazamiento hacia adelante sin control conlleva a un riesgo de perforación, disección y embolización.
- Las maniobras para recuperar el acceso aumentan el riesgo de embolización, disección y otras complicaciones.

- La pérdida del acceso en el lugar de entrada vascular resulta en hemorragias.
- Puede ser imposible recuperar el acceso, comprometiendo así el éxito del procedimiento.

Una preparación que priorice la organización, la eliminación del efecto de la gravedad sobre los dispositivos, la comunicación y el intercambio meticuloso de dispositivos es fundamental para evitar la pérdida de acceso y los riesgos anteriormente mencionados.

- Evite el desorden de la mesa de instrumental organizando los dispositivos entre usos de una manera fácilmente accesible. Descarte los paquetes y dispositivos que esté **seguro** que no se volverán a utilizar.
- Utilice extensiones de mesa a lo largo del eje del acceso para proveer soporte a los dispositivos y evitar movimientos involuntarios bajo la influencia de la gravedad (figura 6.16).
- Comuníquese claramente.
- Intercambie dispositivos meticulosamente.

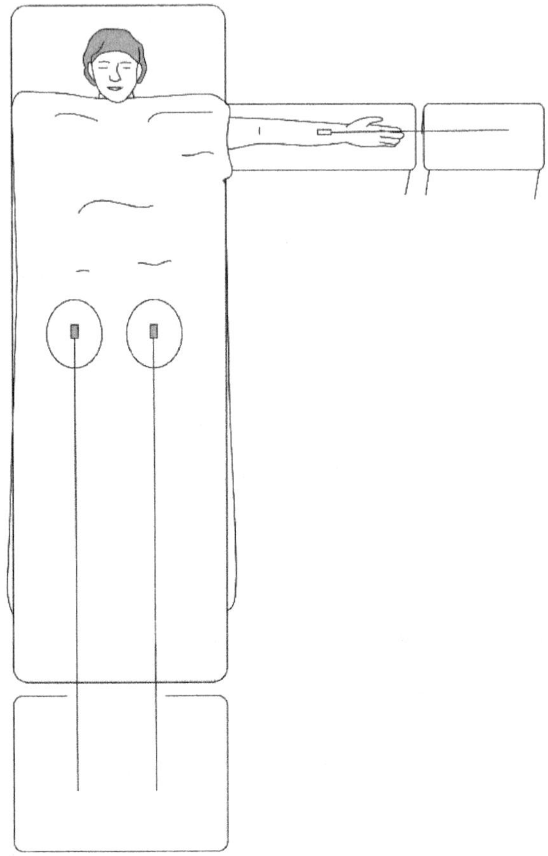

Figura 6.16 Las extensiones de la mesa a lo largo del eje de acceso pueden estabilizar los dispositivos, proporcionar una superficie de apoyo para los intercambios y minimizar el desplazamiento y la pérdida de acceso

Cierre

La ubicación anatómica, las características del vaso, el tamaño del orificio realizado en el vaso y el grado de anticoagulación son algunos de los factores que se tienen en cuenta a la hora de elegir los puntos de cierre del acceso vascular. Se puede utilizar presión manual o un dispositivo de cierre para sellar el orificio hecho en el vaso. Las descripciones de los distintos dispositivos de cierre exceden el alcance de este texto. Sin embargo, los fabricantes proporcionan detalles de su descripción, preparación e implementación.

La presión manual es un método confiable para cerrar el lugar de acceso. El objetivo es aplicar presión sobre el orificio del vaso el tiempo suficiente para permitir que un coágulo lo selle y posibilitar una mayor curación con el tiempo. Es importante entender las relaciones anatómicas en el lugar de acceso para sellar eficazmente el orificio y prevenir complicaciones. Al obtener el acceso vascular, la aguja se dirige en ángulo y atraviesa la piel y el tejido subcutáneo antes de perforar el vaso (Figura 6.17). La distancia entre el orificio del vaso y la punción cutánea en el plano horizontal depende del ángulo de entrada de la aguja y de la profundidad del tejido subcutáneo. El enfoque del cierre del acceso vascular debe estar dirigido a sellar el orificio en el vaso. La presión digital aplicada uno o dos centímetros proximal a la punción de la piel suele ser suficiente (Figura 6.18).

El sistema venoso está menos presurizado que el sistema arterial, por lo que la duración y la cantidad de presión necesaria para sellar una punción venosa es menor que la necesaria para sellar una punción arterial. La duración de la presión manual debe discutirse con el operador. La técnica inadecuada o la duración inadecuada del cierre manual pueden producir complicaciones potencialmente mortales, como hemorragias y formación de pseudoaneurismas.

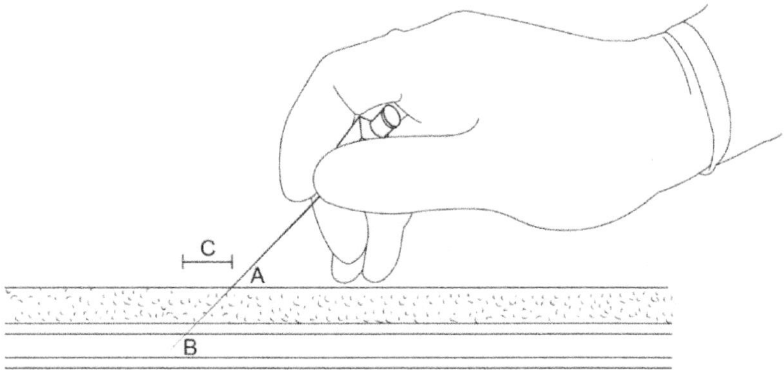

Figura 6.17 Acceso vascular. A: lugar de punción de la piel, B: lugar de punción del vaso, C: distancia entre la piel y los lugares de punción del vaso en plano horizontal.

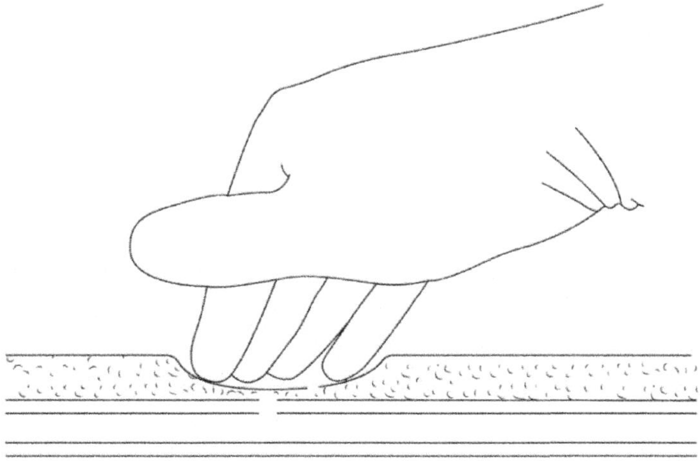

Figura 6.18 Cierre del lugar de acceso vascular por presión manual

Comunicación

El trabajo en equipo necesario para completar un procedimiento de forma segura, eficiente y exitosa depende en gran medida de una comunicación efectiva. Se recomienda un proceso de dos pasos de solicitud y lectura verbal antes de la ejecución de una acción para confirmar la comprensión común. Este proceso es especialmente importante cuando se trata de solicitudes para extraer herramientas o dispositivos del cuerpo, ya que, si se malinterpretan, se puede perder el acceso. Las acciones en el ensamblaje del dispositivo con alambre guía a menudo van acompañadas de una reacción concomitante. La comunicación fomenta la sincronía de acciones, mientras que la asincronía puede resultar en una pérdida del acceso indeseable, una mala implementación, lesiones u otros percances. La inacción puede estar justificada en otros momentos durante el procedimiento. Estos deben comunicarse exactamente y aclararse según sea necesario. No se puede dejar de enfatizar la necesidad de una comunicación sólida. Algunos enunciados frecuentemente realizados durante el procedimiento incluyen:

"Tengo el alambre guía"

"Estoy sosteniendo/fijando el alambre guía"

"Estoy soltando el alambre guía"

"Dijiste sacar el alambre guía, ¿correcto?"

"Estoy sosteniendo la vaina"

"Estoy retirando el catéter"

"Estoy retirando la vaina"

La comunicación es una parte crucial de la experiencia y satisfacción del paciente. Si bien el personal puede conocer el procedimiento y el entorno, el paciente no los conoce. A un paciente despierto se le debe informar lo que está ocurriendo, y el personal debe indagar y abordar la ansiedad, el dolor u otros estímulos. Es importante comunicarse profesionalmente en todo momento. Los pacientes pueden sentir la atmósfera en la sala de procedimientos, ya sea cordial o no; esto puede afectar su satisfacción general. El recuerdo de los pacientes de una conducta o comunicación poco profesional durante un procedimiento puede debilitar el impacto de un procedimiento que de otro modo sería exitoso. Es posible escuchar, retener y recordar conversaciones incluso estando sedado.

Seguridad

La seguridad del paciente y del personal es la máxima prioridad. El conocimiento y la habilidad son elementos fundamentales de la seguridad de los procedimientos. Es importante que el personal hable en voz alta cuando note un evento inminente, que está ocurriendo o haya sucedido y que constituya un riesgo de seguridad para el paciente o el personal. En consecuencia, es importante promover una cultura en la que el personal pueda hablar libremente sobre las preocupaciones de seguridad y expresar ideas para mejorar la calidad. Los casos en los que es obligatorio hablar en voz alta incluyen, entre otros, la interrupción en la técnica estéril o la protección radiológica.

Pueden ocurrir complicaciones y el impacto general de una complicación depende del reconocimiento y tratamiento oportunos. El sangrado, los hematomas y la pérdida de señales/pulsos arteriales de las extremidades distales son algunas de las complicaciones que cualquier miembro del equipo puede reconocer. El escalamiento y la intervención rápida son clave para limitar su impacto.

Unidades de medida comunes y ejemplos de agujas, alambres guía, catéteres, vainas, balones y stents

Agujas

Diámetro *(Gauge): 18Ga, 21Ga

Alambre guías

Diámetro (pulgadas): 0.010, 0.014, 0.018, 0.035 pulgadas…

Longitud (centímetros): 45cm, 150cm, 180cm, 260cm, 300cm…

Catéteres

Diámetro **(French): 3 Fr, 4Fr, 5Fr, 8Fr…

Longitud (centímetros): 65cm, 100cm, 125cm…

Vainas

Diámetros (French): 4fr, 5Fr, 6Fr, 12Fr…

Longitud (centímetros): 10cm, 40cm, 70cm…

Balones

Diámetro (milímetros): 3mm, 4mm, 6mm…

Longitud (milímetros): 20mm, 40mm, 60mm…

***(centímetros): 2cm, 4cm, 6cm…

Longitud del eje (centímetros): 75cm, 80cm, 125cm, 135cm…

Stents

Diámetro (milímetros): 3mm, 4mm, 6mm…

Longitud (milímetros): 20mm, 40mm, 60mm…

**(centímetros): 2cm, 4cm, 6cm…

Longitud del eje (centímetros): 75cm, 80cm, 125cm, 135cm…

* En el sistema de medición gauge, el diámetro disminuye al aumentar el número de calibre. Por lo tanto, la aguja 21Ga tiene un diámetro más pequeño que la aguja 18Ga.

** En el sistema de medición French, el diámetro aumenta con el aumento del número French.

*** La longitud de un balón o stent puede describirse en cm. Por lo tanto, debe tenerse en cuenta la conversión métrica entre mm y cm.

Printed in Dunstable, United Kingdom

91218893R00067